看護師のしごととくらしを
豊かにする
7

看護師のための
睡眠実践法

不規則勤務に負けない
心と身体のセルフケア

共著
ベスリクリニック
田中智恵子　長田梨那 ほか

JMP
日本医療企画

はじめに

今回、睡眠をテーマに執筆することになったベースには、私自身の経験があります。コンサルタントとして活動し始めた頃、分析や報告書の作成などで徹夜作業が続きました。イライラし、明らかに生産性が落ちたことから、睡眠の重要性を実感したのです。

思えば、幼い頃から「早寝早起き」「規則正しい生活」をするようにと、親や先生から言われ続けてきました。しかし、看護師になってみると、交代勤務があるためそのような生活からはどんどん離れていき、スキルアップやプライベートの時間を確保するためには「睡眠時間を削るのが当たり前」という生活を続けてきたように思います。看護学では、睡眠は環境整備などと同じように、健康の保持増進、病気治癒に重要な因子であると学んできました。にもかかわらず、私自身は実生活だけでなく、患者さんへの看護業務でさえも、睡眠に対して効果的なケアを実践できているとは言い難い状況でした。

急性期病院に勤務していた当時、睡眠薬と下剤は、あらかじめ医師に処方指示を出してもらっていました。慣れない環境で眠れない患者さんや、昼夜逆転している患者さんに対しては、投薬による睡眠コントロールだけを行い、睡眠のケアについて十分に考えたことはなかったように思います。また、保健指導を行う際も、仕事で成果を出さなければならないビジネスマンやＯＬさんに対して、「睡眠時間は6時間以上取ってください。規則正しい生活が大切ですよ」と伝えていました。「それはわかっていても、実際は無理なんです……」と言われることが多く、効果的・具体的な生活指導ができずに無力感を感じることもありました。当時の私は、お題目のように「早寝早起き」「規則正しい生活」の重要性ばかりを伝えていたように思います。

ちょうどその頃、睡眠不足や睡眠の質の低下が一因と考えられる事故が多数報告されるようになり、うつ病や適応障害などメンタル障害の初期に、高い割合で睡眠障害を併発することがわかってきました。今では、睡眠をマネジメントすることが、事故防止や心の病気の予防・回復につながるだけでなく、毎日の生活、ひいては人生の質をも左右するとして注目を集めています。

現在、私たちは、ベスリクリニック（東京都千代田区）で、働く人の健康管理法として、投薬に頼らない睡眠指導を行っています。ベスリ（ＢＥＳＬＩ）クリニックの名前の由来は「Ｂｅｔｔｅｒ Ｓｌｅｅｐ（ＢＥＳ）Ｂｅｔｔｅｒ Ｌｉｆｅ（ＬＩ）」です。生活や思考に無理が生じると、身体や精神に不調が起きます。眠れない、寝起きが悪い、熟睡感がないなどの睡眠障害は、仕事や生活の質を悪化させる前に現れる、大切なサインなのです。これらの心身の不調は、「現在の生活や思考を変えよ」というメッセージともいえます。

私たちは、このような小さなサインを大切に、よりよい人生を送り直す機会として、一人ひとりに適した具体的な睡眠指導を実施してきました。その結果、睡眠障害から脱した人も多くいます。

- 薬を使わずに睡眠状態を改善した人
- 睡眠薬の減薬ができた人
- 頑張らなければならない時期に、睡眠をコントロールして成果を出せた人
- 交代勤務で身心ともに疲れ切った状態を改善できた人……

このような成果を受け、私たち看護師が睡眠マネジメントの重要性を認識する必要性を強く感じたのです。

本書を、命を支える看護師である皆さまの睡眠マネジメントに、そして患者さんに対する一歩進んだケアの実践にも、お役立ていただければ幸いです。

ベスリクリニック 保健師　田中 智恵子

目次

第2章 セルフケアでできる睡眠改善法

第3章 気合い、若さ、薬に頼らない睡眠のお悩み解消アドバイス

第4章 看護師ライフを変える不規則勤務克服法

第1章

知っているようで実は知らない睡眠の基礎知識

1 看護師にとっての睡眠

人生の3分の1を占める睡眠。睡眠について今よりもさらに深く知ることで、日々の生活行動を変えてみませんか。それが看護師として、あるいは人としての人生に影響するかもしれません。

不思議なパワーをもつ睡眠のマネジメント法について、一緒に考えていきましょう。

睡眠時間を削って頑張る?

▼看護師によくある睡眠の悩み

・実習でヘトヘトになって帰宅。それでも今日のケースレポートのまとめと明日の準備をしなければいけない。眠くて仕方ないけど、寝る時間もなさそう。

(看護学生)

・仕事が終わってつい飲みに行ってしまい12時過ぎに帰宅。目覚まし時計をいく

つもかけたのに起きられず、翌朝遅刻しそうになった。（新人看護師）
・夜勤の日、状態の悪い患者さんのケアが不安で眠れない。仮眠をせずに病棟に戻って、途中で睡魔に襲われてしまった。（夜勤リーダー看護師）
・仕事と家事の両立で、寝る時間も起きる時間もバラバラ。若い頃と違って体力が落ちて疲れやすくなっているので、夜勤はもうしたくない。（ママさん看護師）

このように、日々の業務やレポートの作成と、遊びやプライベートの充実をうまく両立させ、生活をマネジメントしていくのはなかなか難しいことです。

レポートを書く、勉強をする、遊びに行くなど、看護業務以外のことをしようとする際、「寝る時間を削って頑張ろう」と考えてしまうことはないでしょうか。睡眠は1日の3分の1の時間を占めていますが、単に〝寝ているだけ〟なので、身体や心への影響は小さいように感じるかもしれません。また、睡眠を削ることで、頑張っていると賞賛される風潮すらあります。

しかし、

・昨日は寝ないで勉強をした
・一晩中、映画をみていた
・夜勤明けに寝ないで遊びに行ったけれど、仕事はちゃんとやった……こんな生活、長く続けたくはないですよね。

睡眠不足がもたらす、とんでもない弊害

▼日本人の睡眠時間は世界的にも短い

睡眠時間を削って頑張る……とはいっても、十分な睡眠が健康的な生活には不可欠です。では、どのくらいの時間眠ればよいのでしょうか。

図表1は、睡眠時間の国際比較です。平均睡眠時間は、男性8・4時間、女性8・3時間となっています。主要国との比較調査では、日本の男性はワースト2位、女性はワースト1位という睡眠時間の短さでした(2011年)。世界的にみても、日本人の睡眠時間は短いのです。

▼睡眠が原因とされる大事故

睡眠不足や睡眠障害には、どのような弊害があるのでしょうか。調べてみると、過去の大きな事故の中には、睡眠不足や睡眠障害によってもたらされたと考えられるものが多数報告されています。

図表1 睡眠時間の国際比較

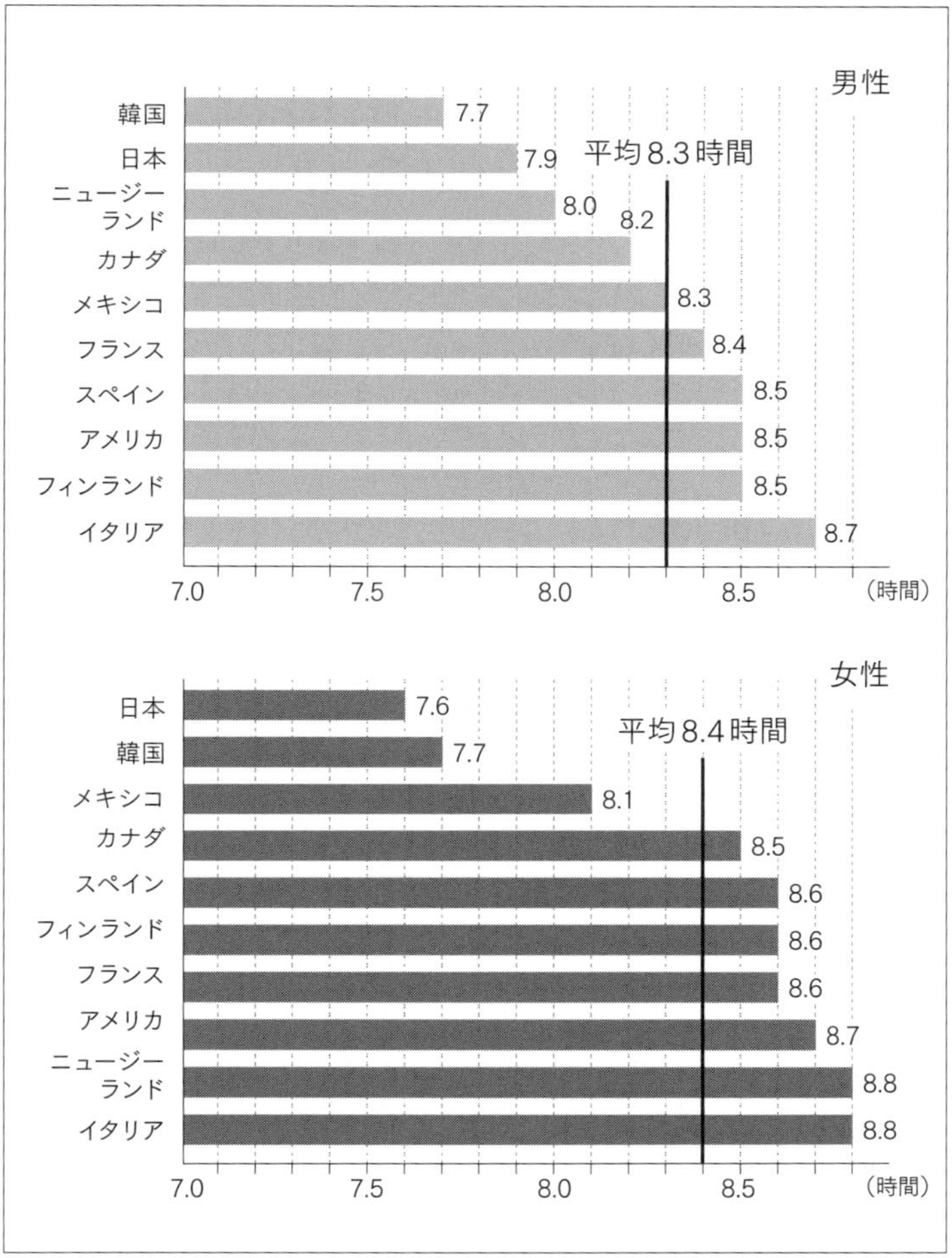

出所：OECD，Society at a Glance 2011より改編

①チェルノブイリ原発事故（旧ソ連、１９８６年）

定期点検中に溶解炉で爆発が起き31人が死亡。放射性物質が大気中に大量に放出された。原因の１つとして、作業員の睡眠不足による操作ミスが挙げられている。

②エクソンバルディーズ号原油流出事故（アラスカ、１９８９年）

原油タンカーが座礁し、積荷の原油が流出した。海岸線の１６００kmが汚染され、清掃費用は約21億ドル。原因の１つとして、航海士の睡眠不足が指摘された。居眠りをしていて警告音に気づかなかったとされる。

③スペースシャトル　チャレンジャー号爆発事故（アメリカ、１９８６年）

スペースシャトル　チャレンジャー号が打ち上げ直後に爆発し乗組員７人全員が死亡した。原因の１つとして、ＮＡＳＡ職員が長時間労働と睡眠不足により機体の整備不良を発見できなかったことが挙げられている。アメリカではこの事故を契機に、全土に睡眠センターを設立し、睡眠への研究と啓蒙活動が活発化した。

このように、事故が起きた原因としてのヒューマンエラーの背景には、多くのケースで睡眠障害があることがわかってきました。

図表2　睡眠時間による脳の反応速度の変化

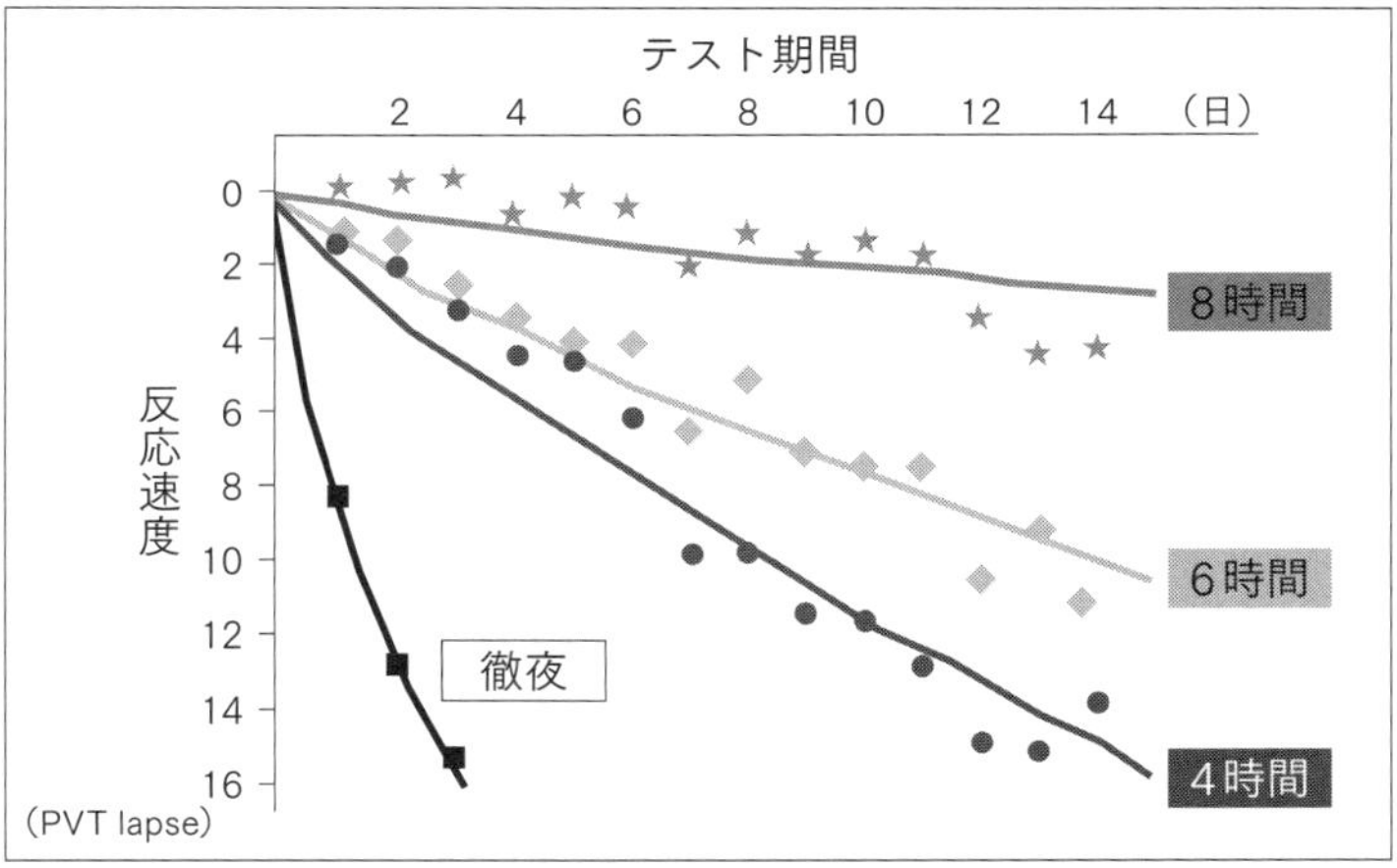

出所：EJIMA DESIGN　※Van Dongen HP et al. Sleep（2003）より改編

▼睡眠障害による影響

図表2は、アメリカのペンシルバニア大学などの研究チームが、異なる睡眠時間で生活している被験者に対して、注意力や集中力などがどう変化するかをみるために脳の反応速度を調べた結果です。これによると、徹夜をした被験者は反応速度がかなり悪いことがわかります。さらには、4時間睡眠を6日間続けていると、徹夜している状態と同じ反応速度になることもわかります。このように、睡眠不足は脳の反応速度や注意力、集中力に大きな影響を与えているのです。

一方、看護の現場でも睡眠障害の影響を報告した論文[※1]があります。その内容は、看護師の7割が睡眠不足によるヒヤリ・ハットの体験をしているというものです。さらには、睡眠障害とバーンアウトシンドローム（燃え尽き症候群）が関連し、それに伴いヒヤリ・ハットが高率で発生していることがわかりました。睡眠障害がヒヤリ・ハットを起こし、心的な負担になりバーンアウトしてしまうとすれば、看護師ライフにとってこれほど不幸なことはありません。

看護師ライフをリサーチした報告書[※1]によると、看護師の7割が睡眠障害を感じているといわれています。そして4割弱の看護師が不眠症で、そのうち3割が睡眠薬を使用しているようです。このように、看護師の多くが睡眠で悩んでいるのです。

▼まとめ

- 睡眠で悩む看護師は意外と多い
- 睡眠時間を削って頑張るのは、ミスの原因になる
- 睡眠障害が看護師ライフを変えてしまうこともある

※1　公益社団法人日本看護協会専門職支援・中央ナースセンター事業部、病院看護職の夜勤・交代性勤務等実態調査、2010.

2 睡眠マネジメントの重要性

睡眠の大切さは理解できたでしょうか。しかし、急に睡眠時間を長くしたり、規則正しい生活を送ろうとしても、実践するのはなかなか難しいと思います。そこで、睡眠の質を高めてみてはいかがでしょうか。

まずは睡眠のメカニズムについて考えてみましょう。

なぜ睡眠が大切なのか

元気に仕事をしたりプライベートを充実させるためには、十分な睡眠が必要です。眠ることで、日中の疲労を解消することができます。

質のよい睡眠を取る↓起きて活動する↓疲れを取るために眠る

睡眠は、このように恒常性（ホメオスタシス）を維持する役割を果たしています。ホメオスタシスとは、「生体の内外の環境因子の変化にかかわらず、生体の状態を一定に保つようにする仕組み」をいいます。

さらに睡眠には、サーカディアンリズムという、いわゆる体内時計によって、「眠くなる、寝たら起きる」という身体のメカニズムをつくる役割もあります。私たちは生まれながらにして、このリズムを刻む遺伝子（時計遺伝子）をもっています。その体内時計の周期には個人差がありますが、およそ24～25時間程度といわれています。このサーカディアンリズムは、睡眠・覚醒のリズムだけでなく、ホルモン分泌や血圧、体温調節などの自律神経系や内分泌ホルモン系、免疫・代謝系なども調整しています。つまり、睡眠が身体の調子を整えているのです。

睡眠のリズムを知る

図表3ように、人の眠りには「レム睡眠」（身体は眠っているが脳は起きている睡眠）と「ノンレム睡眠」（身体も脳も眠っている睡眠）の2種類があり、それを交互に繰り返しています。入眠するとまずノンレム睡眠が訪れます。この最初の90分間のノンレム睡眠は、睡眠時間の中で最も深い眠りです。その後（約90分後）に、浅い眠りであるレム睡眠となり、これを交互に繰り返しながら目覚めていきます。つまり、入眠後のノンレム睡眠で一番深く眠り、徐々に浅くなって

図表3　睡眠のリズム

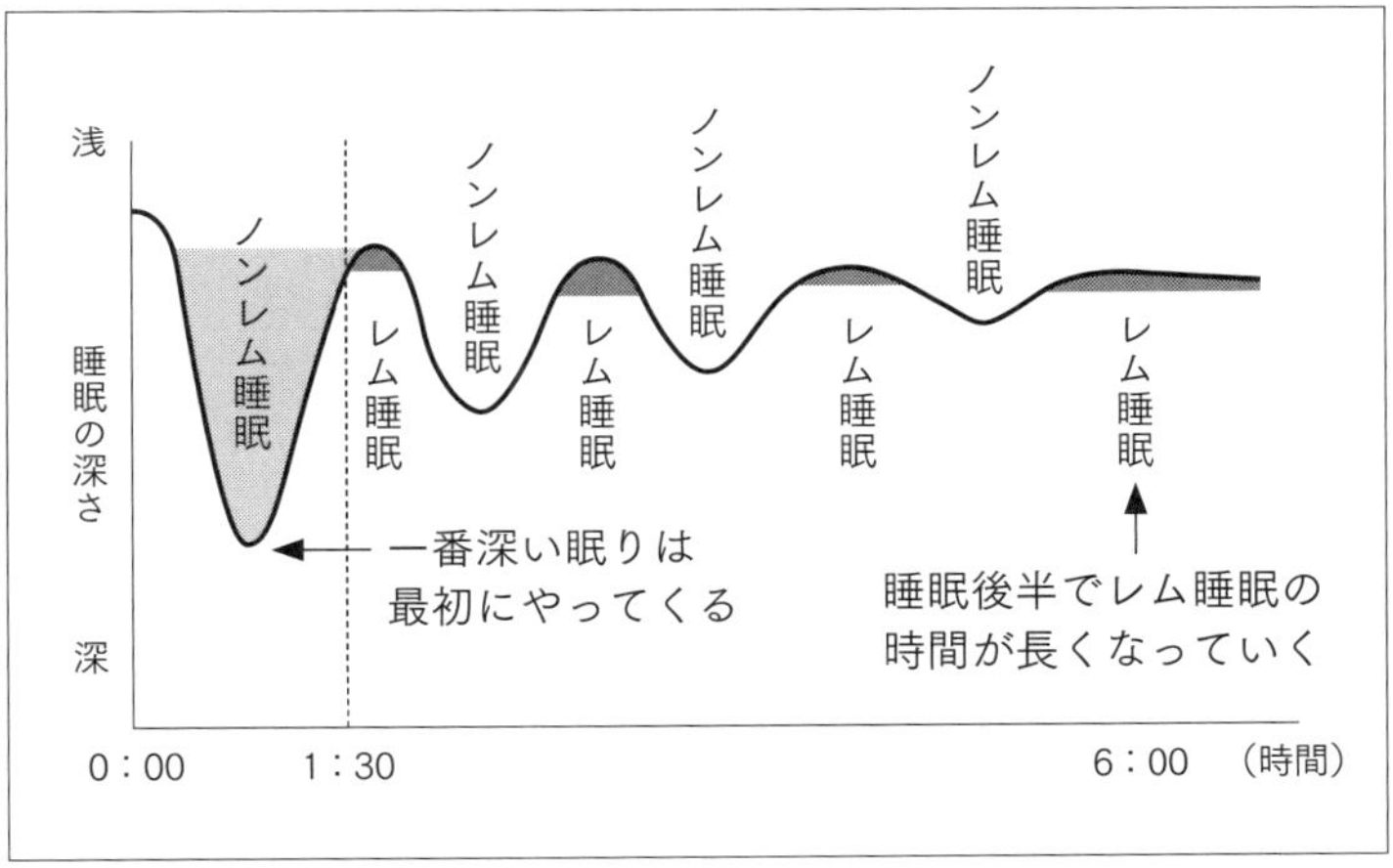

朝を迎えるのです。ノンレム睡眠時は起きるのが難しく、無理に起きると頭がボーッとした状態で目覚めることになります。質の高い睡眠には、入眠直後の一番深い眠りが重要になります。

一方、レム睡眠は、まぶたの下で眼球が動く「急速眼球運動」がみられます。夢も、この時にみるといわれています。レム睡眠時は意識はありませんが、比較的簡単に起きることができます。明け方になるにつれ、レム睡眠時間が長くなっていきます。

3 睡眠の質をよくするメカニズム

寝る場所＝ベッドの法則

※本書内の「ベッド」「布団」などの表現は、「寝床（寝る場所）」を意味します。

寝る場所の睡眠チェック

あなたは寝る場所でどのように過ごしていますか？　寝る場所での行動をチェックしてみましょう。

□①眠れないと、ベッドでスマートフォンや携帯電話をみてしまう
□②ベッドの上で食事をしたり、本を読んだりしている
□③ソファーなど、ベッド以外で寝ることがある

①、②、③の行動は、どれも睡眠にとってよくありません。これらが習慣化していると不眠の原因になることもあります。

寝る場所で寝る以外のことをしていると、脳が認識して、「ベッドで眠れなく

図表4　ベッドでの過ごし方 よい習慣・よくない習慣

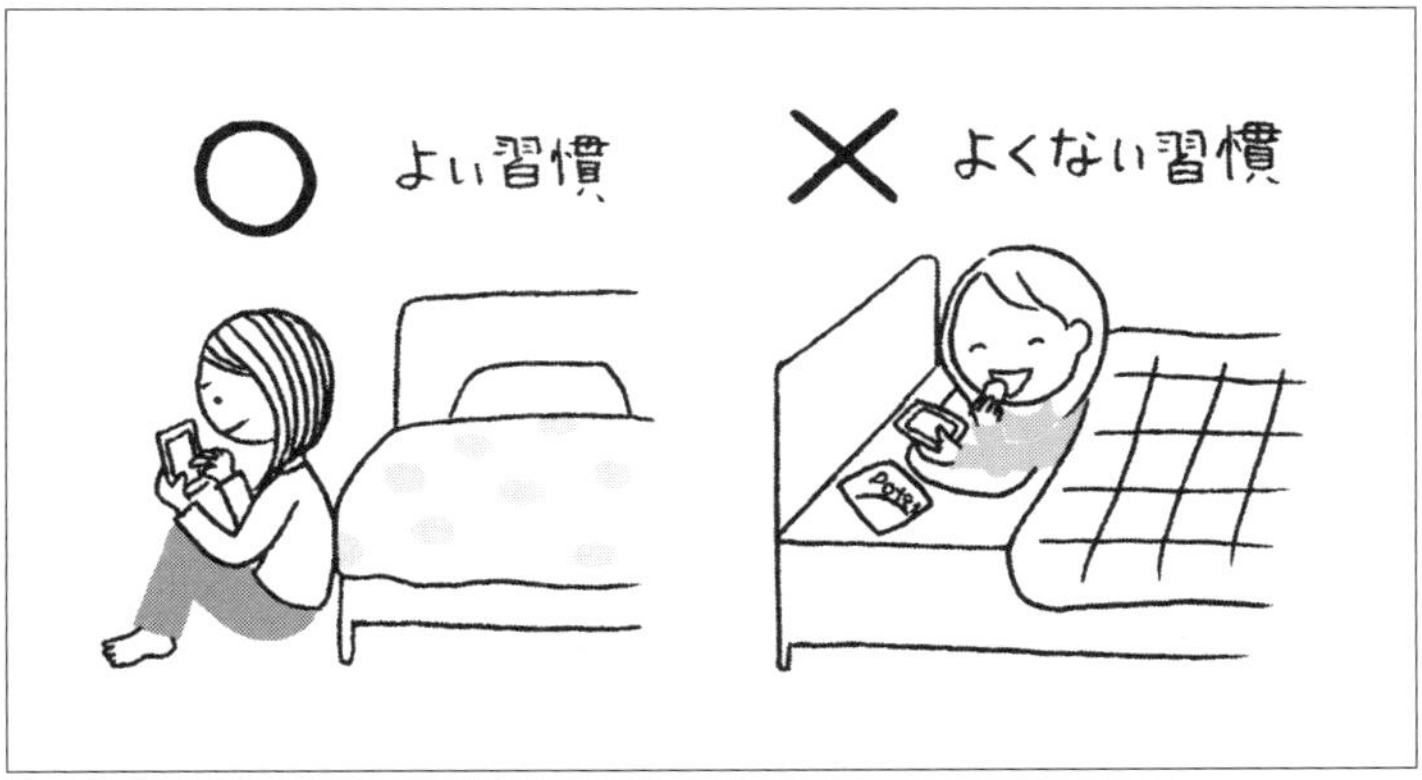

てもよい」「ベッド以外のところで寝てもよい」と記憶してしまうからです。このように、脳に勘違いさせない生活習慣が大切です（図表4）。「ベッドは寝る場所」と脳にインプットさせる環境をつくりましょう。

質のよい睡眠のカギとなるメラトニン

▼メラトニンってなに？

メラトニンは睡眠を促す重要なホルモンで、脳の「松果体」から放出され、体内時計の1日を決める重要な役割を果たしています。1日は24時間ですが、体内時計には個人差があります。日本人の体内時計の平均周期は24時間10分程度といわれています。平均値ですので、それより長い人も短い人もおり、23時間台から25時間台とばらつきがあります。そして、体内時計は生活によっても変動します。それをリセットしてくれるのがメラトニンなのです。

メラトニンリズムのチェック

睡眠時の習慣についてチェックしてみましょう。

□①部屋にあまり日の光が入らない
□②朝起きてカーテンを開けたり、日の光を浴びることが少ない
□③夜、照明を点けたまま寝ることが多い
□④寝る前にスマートフォンやテレビをみたり、コンビニに買いものに行ったりすることがある
□⑤休日の朝は遅くまで寝ていることが多い

これらのどれかにチェックがついた人は、よいメラトニンのリズムができてい

図表5 メラトニンの年齢別日内変動

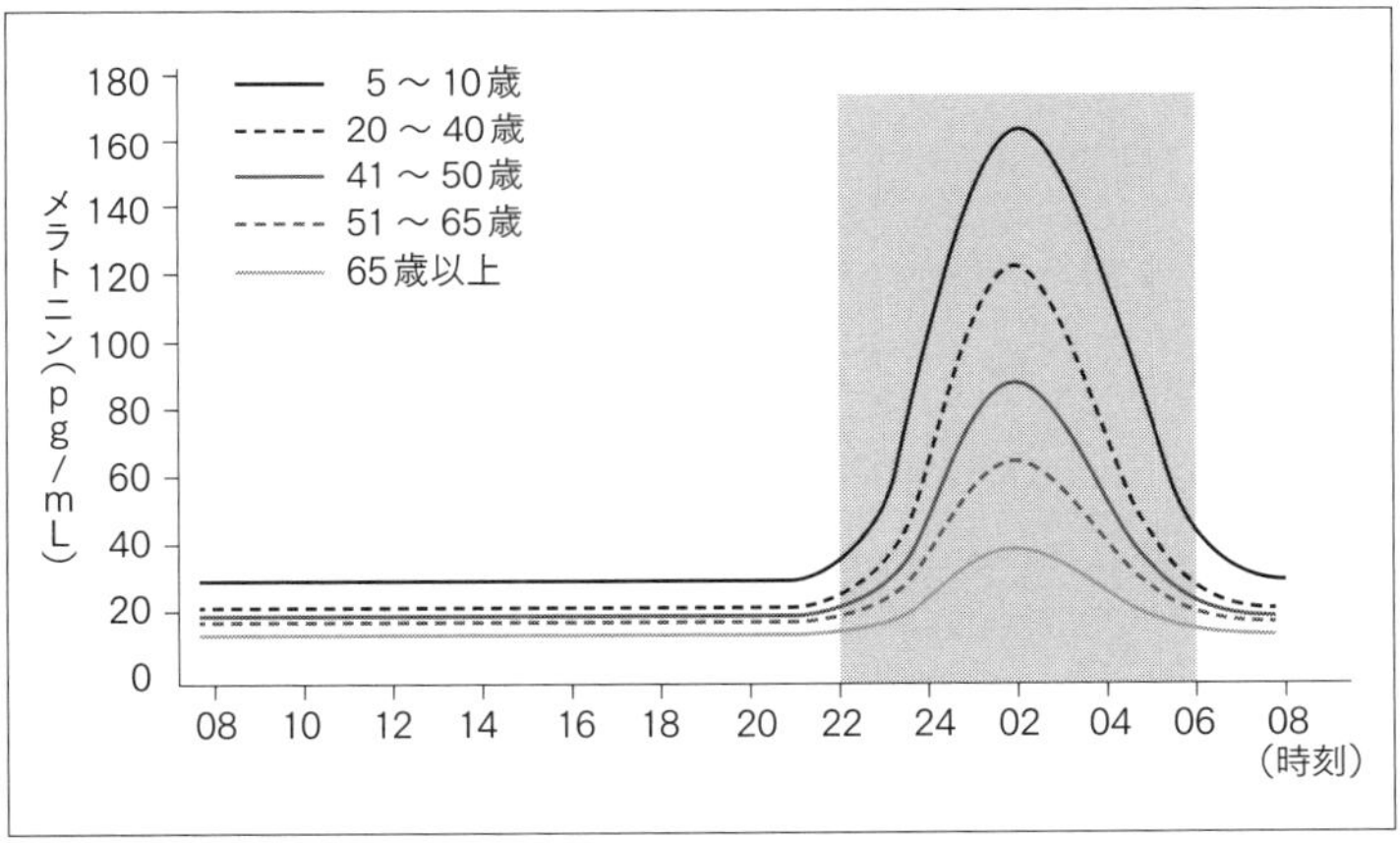

ない可能性があります。体内時計は朝光を浴びてメラトニンが減少すると動き出します。朝、日の光を浴びると、脳にあるメラトニンの分泌が止まり体内時計がリセットされます。昼間はメラトニンが少なく夜間に増加します。目覚めてから16時間ほど経過すると、体内からの指令で再び分泌されるといわれています。

また、メラトニンは子どもの頃は多量に分泌しますが、思春期を過ぎた頃から分泌量が減り、年齢とともに減っていきます（図表5）。子どもは夜になると自然に眠りますが、年齢を重ねると睡眠時間が短くなったり不眠症になってしまうのには、メラトニンの分泌量が影響している可能性があるのです。

「メラトニンリズムのチェック」の①や②に該当する人は、メラトニンが減らないのですっきり目覚めていない可能性があります。メラトニンは、網膜から光を取り入れることで減少していきますから、朝は光をみる習慣をつけることがすっきり目覚めるコツです。

一方、③や④に該当する人は、せっかく増加したメラトニンが、睡眠の前に減ってしまっているのかもしれません。

メラトニンの減少は、がんや肥満などとも関係があるといわれています。メラトニンには食欲を抑えるホルモンであるレプチンを増加させ、食欲を増加させるホルモンであるグレリンを抑制する働きがあります。メラトニンが減少すればレプチンが抑えられてグレリンが増えるため、食欲が増し体重が増えることにもつながります。寝る前にスマートフォンやテレビなどをみたり、照明を点けたまま寝ることは、メラトニンの減少につながり、十分な睡眠を取れない可能性があります。このように、寝る前の光は重要で、リビングなどの電灯を電球色（暖色系の電灯の色）に変えることでメラトニンの減少を防止することができます。

▼起床時間の変動は、3時間以内に！

「メラトニンリズムのチェック」の⑤のように、日によって起床時間に変動があると、睡眠障害を起こしやすくなります。日の光を浴び、体内時計のスイッチがリセットされると、約16時間後に睡眠を促進するメラトニンが産生され、眠くなりやすい体内環境になるというのは前述した通りです。つまり、朝6時に起きている人は、その16時間後の22時ごろに眠くなります。休日に朝10時頃までゆっくり寝ていたとすると、その日は朝10時の16時間後の夜中の2時にならないと眠くなりません。明日は仕事だから早く寝ようと思っても眠気が起こらない。気持ちは焦るばかりで、結局、睡眠不足で休み明けの勤務がつらくなる――という悪循環が起きてしまいます。

睡眠のリズムを整える上で大切なことは、起床時間をそろえることです。変動幅は3時間以内にするとよいでしょう。どうしても遅くまで寝たい場合は、まずいつもと同じ時間に起きて、いったん部屋を明るくして（カーテンを開けたり、照明を点けたりする）メラトニンを減らしてから、改めて横になることをオススメします。

深部体温と睡眠の関係

深部体温リズムのチェック

入眠時の生活習慣についてチェックしてみましょう。

□①入浴しないで寝る
□②靴下を履いて寝る
□③寝る前にジョギングなどの激しい運動をする

これら3つのチェック項目は、どれも良眠を妨げるといわれています。なぜなら睡眠の質は、皮膚体温や深部体温と深い関係があるからです。

深部体温とは、内臓の温度のことをいいます。私たちの体温はいろいろな場所で測定できます。わきの下などで測定する一般的な体温は、皮膚体温です。一方、肛門から体温計を入れて測定する直腸温などが、深部体温です。

図表6のように、深部体温は朝から上がり続け、17時頃に最も高くなります。

図表6　深部体温の変化

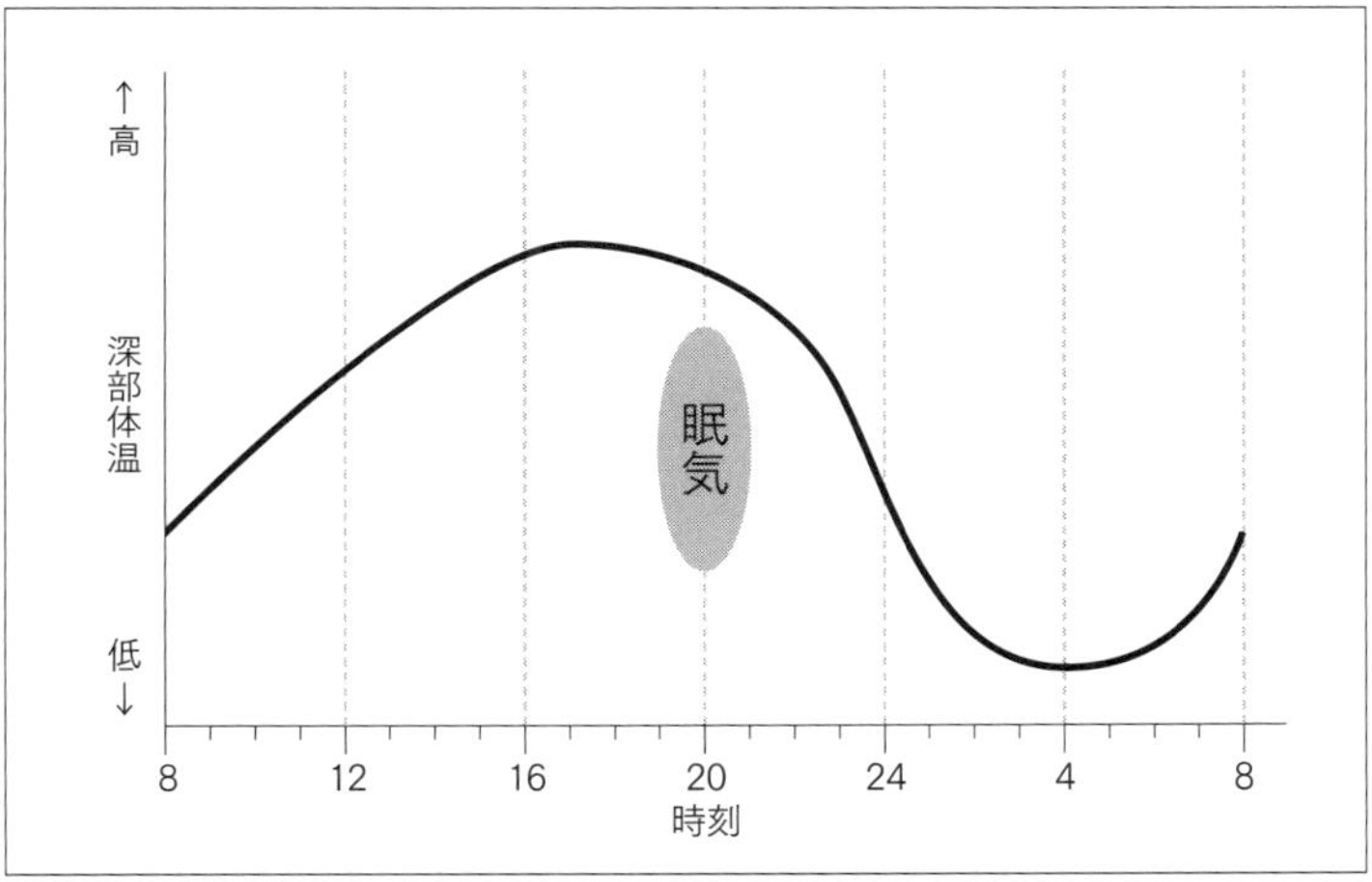

この時間が、1日のうちで最も覚醒している元気な時間ということです。最も低いのは朝の4時頃です。この時間帯は眠気もありますので、夜勤をしている場合には、注意力が落ちやすくなるため、ミスをしないようにいつも以上に気をつけましょう。

深部体温の低い時間は眠くなり、高い時間は覚醒します。深部体温が下がると生命を維持している体内の酵素反応が不活発化し、代謝が下がって脳や臓器などが休息体制に入るといわれています。映画などの雪山で遭難したシーンで、「寝るな！ 寝たら死ぬぞ！」というセリフを聞いたことはありませんか。この「寝るな！」というセリフの医学的メカニズムを簡単に説明すると、寝てしまうと臓器の機能が低下して体温が下がり、やがて死に至る、ということです。深部体温が下がると眠くなりますが、「寝ない」という意志によって、何とか生命を維持しようとするため「寝るな！」と叫ぶのです。

このように眠気と深部体温は密接に関係しています。では、質のよい睡眠のために、深部体温をどのようにコントロールすればよいのでしょうか。

▼深部体温のコントロール

「赤ちゃんは手が温かくなると寝る」という話を聞いたことはありませんか。睡眠の前は、手足（手背、足背）などの体表面が温かくなるといわれています。体表面の温度が上がることでラジエターの役割をして深部体温は下がります。そこで、質のよい睡眠のためには、体表面の温度（皮膚体温）を上げて、深部体温を下げればよいわけです（図表7）。

①ぬるめの風呂に入浴

入浴は皮膚体温を上げ、結果として深部体温を下げます。より効果を高めるには、交感神経を刺激しないように、ぬるま湯（39度前後）につかり、手足など身

図表7　体温と眠気の関係

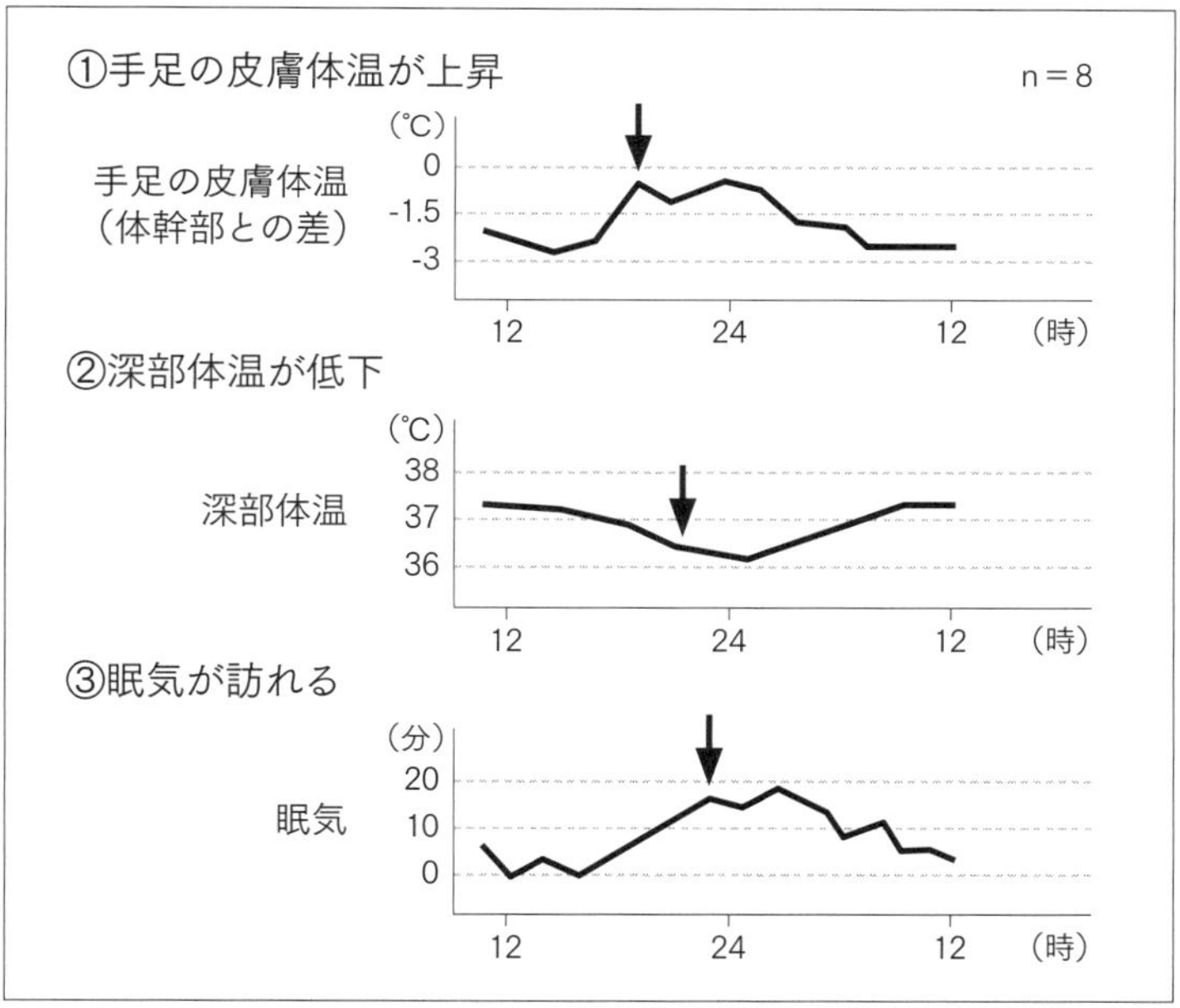

出所：亀井雄一，内山真：快眠法．Modern Physician．25（1）：55-59，2005より改編

体の末端を温めるとよいでしょう。血液の循環が促され、末端からの放熱が進むことによって深部体温が下がりやすくなり、質のよい睡眠をもたらします。

②寝る時は手足を覆わない

睡眠の際は、皮膚体温が上がりその熱を放散させることで深部体温を下げます。ですから、寝る時に靴下や手袋などで手足を覆っていると熱の放散ができず、深部体温が下がりません。

③寝る前は激しい運動ではなく、リラックスできる運動を

寝る前の激しい運動は、交感神経が高まってしまうためオススメできません。運動をする最適なタイミングは夕方から就寝3時間前までです。深部体温の最も高い17時頃から20時頃を目安にするとよいでしょう。ストレッチなどの軽めの運動は、就寝1時間前に行うのがオススメです。[※1]

※1　内山真：ヒトの体温調節と睡眠．日温気物医誌78巻1号

睡眠・覚醒リズムの法則

私たちの脳は、1日2回、起床後およそ8時間後と22時間後に眠くなるといわれています（図表8）。6時に起床した人は、14時と翌朝の4時に眠くなるというメカニズムです。昼過ぎに眠くなるのは、この睡眠・覚醒リズムの影響も一因なのです。

朝4時というと、夜勤をしていても眠くてボーッとしたり、仕事がはかどらなくなったりする魔の時間帯ではないでしょうか。これは、眠くなるリズムが私たちの身（脳）に備わっているためで、対策が必要です。

睡眠・覚醒リズムのチェック

次のような眠気対策をしていませんか？

□①研修時などの午後に眠気がある時は、皮膚をつねるなどして我慢する
□②昼寝は、時間が許す限り長く取った方がよい
□③昼寝は、夜と同じように横になって寝た方がよい

図表8　睡眠・覚醒リズム

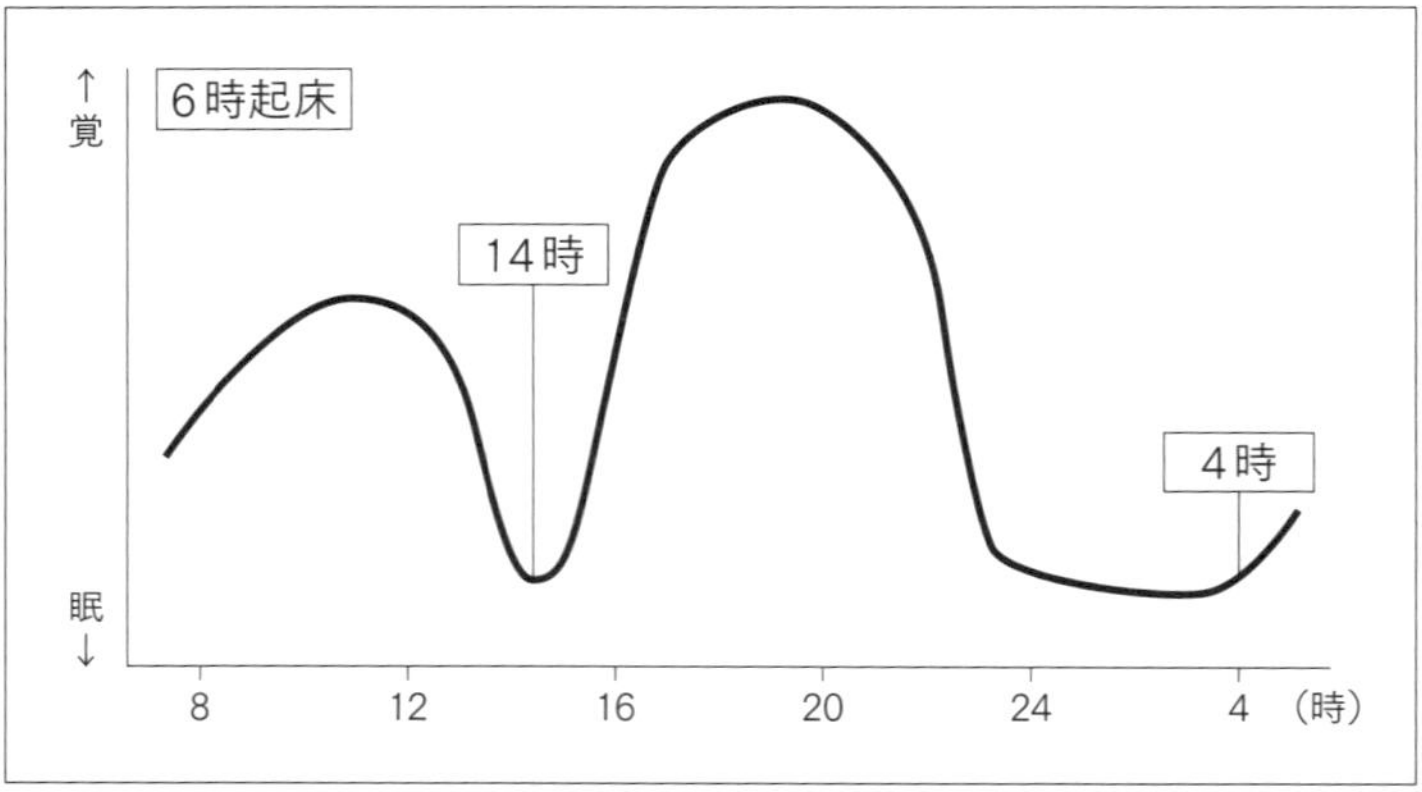

▼深部体温のコントロール

①研修時などの午後に眠気がある時は、皮膚をつねるなどして我慢する?

穏やかな昼さがり、午後の研修中についウトウトと眠気を感じた経験はありませんか。昼食を食べた後は眠くなる、という人が多いのですが、それ以外にも眠気の原因はいくつかあります。

1つは、睡眠・覚醒リズムで説明したように、本来私たちの身体にあるリズムによる眠気です。このような生理的な眠気への対策は、眠くなる前に寝てしまうのに限ります。14時頃に眠くなる場合は、12時頃、眠くなくても目を閉じるようにします。眠気のピークを迎える前に早めに目を閉じて、それ以上眠くならないようにすることが効果的です。また、15時以降の昼寝は避けましょう。夜の睡眠に影響があり、睡眠の質が下がるためです。帰りの電車で寝る、というのも避けた方がよいでしょう。

②昼寝は、時間が許す限り長く取った方がよい？

午後の眠気防止のための昼寝は、30分までがよいでしょう。30分以上取ると、睡眠が深くなってすっきり起きられないばかりか、夜の睡眠にも影響が出てしまいます。

眠くなければ目を閉じるだけでも、脳に蓄積した睡眠物質（睡眠を誘発する物質）は減少します。目を閉じることは、脳の休憩につながるので、午後の仕事の効率を上げてくれます。アイマスクを使ってもよいですが、単に目を閉じるだけでも十分に効果があります。最近は、学校や企業でも昼寝の時間を導入して午後の生産性を上げているという報告が増えています。

③昼寝は、夜と同じように横になって寝た方がよい？

私たちは座ったまま寝ようとすると、深く眠ることができません。夜寝る時は横になった方がよいのですが、昼寝などの仮眠の場合は座ったままの姿勢で寝る方が深い眠りにならず目覚めもよくなります。そのため、昼寝の際はネックピローを使用したり、背もたれのある椅子に座るなどして寝るのがオススメです。

心臓から上に頭がある状態で首を固定して、首に負担がかからないように眠ることがポイントです。

コラム

コーヒータイムを用いた眠気の改善法

私たちは眠気覚ましにコーヒーなどのカフェインの入った飲みものを利用することがあります。しかし、身体に吸収されて脳に達し、効果が出てくるまでには15分程度かかるといわれています。そこで、次のようなステップでカフェインによる効果的な眠気改善法を試してみてください。

①コーヒーなどでカフェインをとる
②15分後に起きると決める（言葉に出して脳に言い聞かせる）
③仮眠をとる（5分～15分程度、座ったままの姿勢で目を閉じるだけでもよい）

図表9 睡眠に関するリズムのまとめ

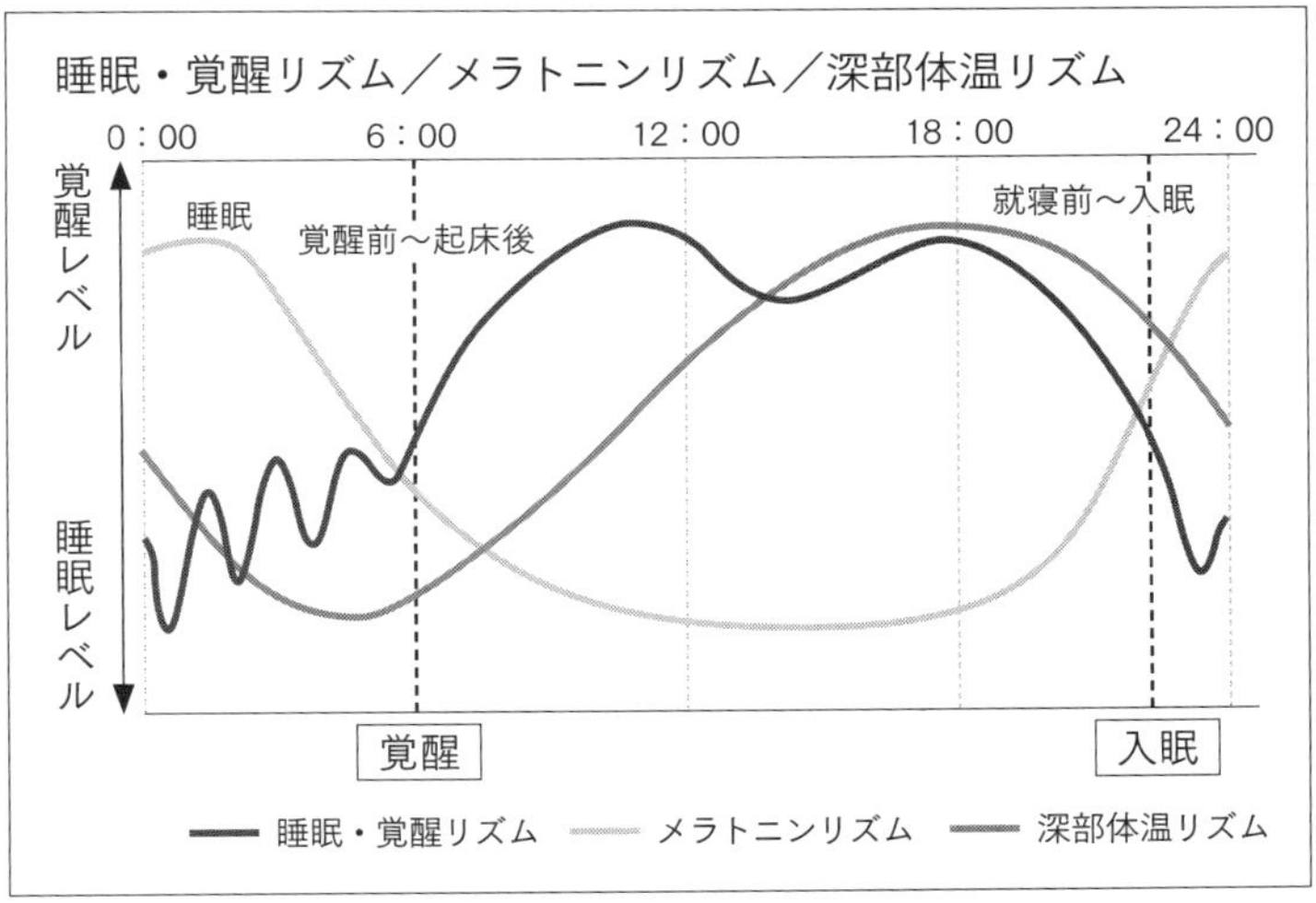

３つのリズムを意識して暮らしてみよう

図表9に、これまで説明した睡眠に関する３つの主要なリズム（睡眠・覚醒リズム、メラトニンリズム、深部体温リズム）をまとめました。このように、私たちの身体には、質のよい睡眠を得るために本来から備わったリズムがあります。

これらのリズムをすべて意識して暮らすことは難しいと思いますが、どれでもよいので、自分が行動変容できそうなリズムを選んで、そのリズムを整える方法を実践してみましょう。３つのリズムは同調しているため、どれかを改善すると、ほかのリズムも影響を受けて改善することがあります。今の生活に変化を起こすことで新しいリズムが生まれてきますので、できることからチャレンジしてみてはいかがでしょうか。

第2章

セルフケアできる睡眠改善法

1 昼間の眠気チェック

最初に、医学的に信頼性・妥当性の高い眠気チェック表（図表1）を用いて、昼間の眠気をチェックしてみましょう。図表1でチェックした点数の合計点で眠気レベルを判断します。

▼眠気チェック表による眠気判断

・5点未満…日中の眠気は少ない
・5〜10点…日中の軽い眠気あり
・11点以上…日中の強い眠気あり

もし11点以上であれば、治療が必要な可能性がありますので、専門病院を受診したほうがよいでしょう。

図表1　眠気チェック表

もし、以下の状況になったとしたら、どのくらいうとうとする（数秒〜数分眠ってしまう）と思いますか？　最近の日常生活を思いうかべてお答えください。

以下の状況になったことが実際になくても、その状況になればどうなるかを想像してお答えください。（①〜⑧の各項目で、○は1つだけ）※できる限りすべての項目にお答えください。	うとうとする可能性			
	ほぼない	少しある	半々	高い
①座って何かを読んでいるとき（新聞、雑誌、本、書類など）	0	1	2	3
②座ってテレビを見ているとき	0	1	2	3
③会議、映画館、劇場などで静かに座っているとき	0	1	2	3
④乗客として1時間続けて自動車に乗っているとき	0	1	2	3
⑤午後に横になって、休息を取っているとき	0	1	2	3
⑥座って人と話をしているとき	0	1	2	3
⑦昼食をとった後（飲酒なし）、静かに座っているとき	0	1	2	3
⑧座って手紙や書類などを書いているとき	0	1	2	3

出所：日本語版the Epworth Sleepiness Scale（JESS）より改編

2 セルフケアによる睡眠障害の改善法

睡眠でよく聞く悩みには、次のような症状があります。皆さんは、思い当たることはありませんか？

▼主な睡眠の悩み

①寝付きが悪い
②途中で起きる
③早過ぎる時間に目が覚める
④朝にスッキリと起きられない
⑤昼間眠い

これらの症状が時々あるくらいであれば、あまり気にならないのですが、このような状態が続いて日常生活や仕事に影響が出てくると、睡眠の質が低下していると感じるようになります。睡眠に関する悩みは、寝ている時間だけの問題ではりません。睡眠時間や睡眠の質の感じ方には個人差がありますが、ここでは代表的な睡眠障害をセルフケアで改善する方法をご紹介します。

①寝付きが悪い

最も多い訴えが、寝付きの悪さです。布団に入って寝付くまでに、30分〜1時間以上かかる場合を指します。精神的な不安や緊張が強い時などに起こりやすいといわれています。

例えば、「自分が悪いわけではないのに先輩に注意された」「大切な場面で失敗してしまった」など過去の出来事を思い返したり、早く起きなければならない緊張感があったり、明日ペアを組むパートナーとの関係性が不安だったりして、眠れなかったという訴えをする人が多いようです。

▼セルフケアによる改善法

通常、布団に入ってから15分以内に眠れれば、おおむね寝付きはよいといえます。寝付きが悪い時の対策には、眠る環境の改善と、体温調整の2つがあります。

1　眠る環境の改善

ベッドは眠る場所であるという潜在意識を高めること。つまり、ベッドの上では睡眠以外の生活行動をしない習慣をつけることが大切です。

2　体温調整①（頭を冷やす）

考え事をしている時は、脳の温度が高い状態といえます。今日あった心に残る出来事や、学習した内容が頭から離れないのは、脳の温度の高さが一因です。そこで、枕の上に保冷剤（食品を買った時についてくるものでＯＫ）を置いて寝てみましょう。ポイントは、耳から上に当てるようにすることです。首の辺りまで冷えてしまうと逆に覚醒してしまうことがあるので注意をしてください。

3　体温調整②（深部体温を上げる）

寝る際に体温を上げるとよいのは、首まわり、仙骨部（脊椎の下端、骨盤の中央にある逆三角形の骨部分）、くるぶしなどです。季節にもよりますが、寝る前にはくるぶしを温めてみましょう。入浴時にくるぶしにお湯をかける、パジャマはくるぶしまで隠れるものにする、レッグウォーマーなどを履く、などが効果的です。

②途中で起きる（中途覚醒）

入眠中に何度も目が覚めたり、一度起きた後になかなか寝付けなくなったりすることを中途覚醒といいます。飲みすぎてトイレに起きたり、小さな物音で目が覚めるなど、寝る前の行動の影響や、睡眠が浅いことが原因と考える人が多いようです。

▼セルフケアによる改善法

1　夜間のトイレ対策

・昼間トイレに行く

昼間トイレに行くことを我慢していませんか？　昼間のトイレの回数を増やしてみましょう。看護業務中はトイレに行けないことも多々ありますが、行ける時に行っておく習慣をつけることも大切です。

・入浴時にひざ下に冷水と温水を交互にかけて自律神経を整える

・寝る前のリラックス時に、足を上げる（下肢挙上）

立ちっぱなしで足がむくむことも多いので、寝る前に足を上げ（下肢挙上）

て水分を循環させてから、トイレに行ってみましょう。

・寝る時に仙骨を温める

仙骨が冷えていると、その周辺の臓器である腎臓の活動が下がらずに、トイレに行きたくなる場合があります。寝る前に、仙骨が当たる部分（腰の下あたり）を湯たんぽなどで温めてみましょう。

2　トイレ以外での中途覚醒の改善

「今日は○時と○時に目が覚めた」「いつも○時に目が覚めるんだよね」という人がいます。これは覚醒時に時計をみることで、脳に起きる時間がインプットされ、習慣化してしまっているのです。途中で起きても、できるだけ時計はみないようにしましょう。

③早過ぎる時間に目が覚める（早朝覚醒）

早朝、予定の起床時間より前に目が覚めてしまい、その後、眠れなくなってしまうことを早朝覚醒といいます。特に高齢者は、そのような訴えをすることが多くあります。年齢とともに睡眠時間は短くなりますが、その認識がないと、さらなるプレッシャーになってしまうケースもあります。例えば、毎朝6時に起きると決めているのに、いつも5時に目覚めてしまい、その後、寝ようとしても眠れない場合に、「毎日早く目が覚めてしまう」と睡眠障害を心配する声をよく聞きます。また、寝過ごすのを気にするあまり、早くに目が覚めてしまうケースもあります。

しかし、睡眠時間は、年齢や季節によって変化するもの。時間で評価するのではなく、朝起きた時の爽快感や、昼間の眠気などによって判断するとよいでしょう。

▼セルフケアによる改善法

日本には四季があり、太陽の動きが季節によって異なります。つまり、睡眠を司る温度と太陽の光の影響を受けやすい環境であるということです。さらには、年齢によって睡眠の状態も変わってきます。

早く目覚めてしまうことを習慣化しないためには、起きてすぐ時計をみないことです。

また、就寝を遅らせる方法もあります。例えば、23時に就寝し6時に起床したいと思っているのに、いつも5時30分に目が覚めてしまう場合、23時30分に就寝をずらしてみるとよいでしょう。5時30分に目が覚めてしまったら、すぐに部屋を明るくせずに、6時になってから明るくするようにし、日の光を浴びましょう。

④朝にスッキリと起きられない

前述の①~③のようなことがあると、朝の目覚めがスッキリしないことが多いのですが、一方で、実際には睡眠時間をしっかり取ったにもかかわらず、よく眠った感じがしない場合もあります。

▼セルフケアによる改善法

1　日の光を浴びる

朝起きたらしっかりとカーテンを開けて、太陽の光を浴びる習慣をつけましょう。外にゴミ出しに行く、日の当たる場所で歯磨きや食事をするなど、光を感じてメラトニンを減らすことを心がけましょう。忙しい朝の時間を工夫して、何かをしながら日の光を浴びる習慣をつけるのがオススメです。

2　少しでも早く眠る

5分でも10分でもよいので、早く眠るようにしてみましょう。1時間早く寝るのは難しいかもしれませんが、5分、10分くらいなら、可能なのではないでしょうか。

⑤昼間眠い

「昼食を食べた後は眠くなるのが普通だから仕方がない」と感じている人が多いようです。また、通勤時間は眠くて、電車の中でよく寝てしまうという人や、時間に関係なくいつも眠くてボーッとしているという人もいます。

▼セルフケアによる改善法

1　仮眠を取る

私たちの身体は、起床から8時間後に眠くなるメカニズムがあります。6時起床だと14時くらいには眠くなるのです。14時頃はちょうどカンファレンスや会議などが多い時間帯です。研修中でも14時前後に強い眠気に襲われた経験がある人も多いのではないでしょうか。この時間の眠気を改善するためには、眠くなる前に対策をします。12時過ぎに仮眠を取ってみましょう。5分から15分程度、椅子に座って頭は起こしたまま、目を閉じるだけでもかまいません。

2 昼食の工夫

昼食はご飯やパン、うどん、パスタなどの炭水化物（糖質）を減らすか、最後に食べるようにしてみましょう。これは血糖値と関係しています。食後には血糖値が上がります。私たちの身体は、血糖値が上がるとそれを下げるためにインスリンが分泌されます。血糖値が急上昇すると、インスリンが過剰に働き血糖値が下がり過ぎることがあります。つまり低血糖で、眠くなるのです。

血糖値に影響しにくい食べものは、いわゆる「おかず」です。野菜や肉、魚、卵、豆類、チーズなどのタンパク質を中心にとるか、炭水化物は最後に食べるとよいでしょう。消化に時間のかかる野菜やタンパク質を先に食べ、最後に炭水化物を食べるようにすることで、血糖値の上昇を緩やかにできます。その結果、インスリンの分泌が抑えられ、昼食後の眠気が解消されます。

3 睡眠リズムを基にした生活習慣例

ここまで、さまざまな睡眠障害におけるセルフケアを紹介してきました。いずれも、生活習慣として毎日続けることが大切です。ここでは、睡眠の質をよくするために朝・昼・夜に実践してほしい生活習慣例をまとめました。

▼朝：すっきり目覚めるために行いたい習慣

1　生活習慣

・覚醒するために、起床後、日の光を浴びてメラトニンを減らす

・起床時間の変動は3時間以内にする

2　食事

・夜にメラトニンを増やすために、その素となるトリプトファンやビタミンB_6を含んだ食物を摂取する（143ページ参照）

・身体が冷えている時は温かい飲みもので温め、体温を上昇させる

3 運動
・体温を上昇させるウォーキングなどを実施する

▼昼：昼間の生産性を高め、夜によい睡眠を導くための習慣

1 生活習慣
・起床後6時間前後に、昼寝（仮眠）をする。ただし、夕方は寝ないようにする

2 食事
・昼間の眠気を防止するため、炭水化物は、量を減らすか食事の後半に摂取する

3 運動
・夕方17時から20時くらいに運動をする（ジムでの全身運動などもＯＫ）

▼夜：寝付きがよく、良眠を得られる習慣

1 生活習慣
・寝る前にスマートフォン、パソコンなどの強い光を受けないようにする
・就寝1時間前に入浴し、体温を上げる
・入眠時は手袋、靴下などを使用せず、深部体温を下げるようにする

２　食事

・就寝直前の食事を控える（食後は内臓が消化活動を始め、その後は深部体温が下がりにくくなるため）

３　運動

・寝る前は、心拍数を上げないストレッチなどリラックスできる運動をする

第3章

気合い、若さ、薬に頼らない 睡眠のお悩み解消アドバイス

相談1

夜勤明けの休日、せっかくの休みが寝て終わる

　夜勤明けはいつも朝10時頃に帰宅します。帰宅後に部屋を真っ暗にしてソファで横になっていると、いつの間にか眠っています。とにかく長く眠りたいので、時々目が覚めても夜20時頃まで眠りますが、起きた時には頭がボーッとして、身体がだるいことが多いです。起きる気になれず、ソファで横になったままテレビをみているうちにまた眠ってしまい、夜中の3時頃に目が覚めます。シャワーを浴びてから、朝までベッドで眠ろうと思うのですが、頭が冴えて眠れず、映画をみたりゲームをしたりしてしまい、再び眠気が訪れる明け方頃から少しだけベッドで眠るつもりが、昼までぐっすり眠ってしまいます。

　時間にするとかなり長く（10時間以上?!）眠っているはずですが、身体がだるく頭痛もして、せっかくの休みにも出かける気が起こらず、寝るだけで1日が終わってしまいます。

アドバイス1

▼夜勤明けの夜こそ早めに寝て、休日は日勤と同じ時間に起きよう

夜勤明けに「とにかく長く眠りたい」と思う気持ちはとてもよくわかります。これは起きている間にたまっていく睡眠物質（睡眠を誘発する物質）の影響です。睡眠物質がたまると、眠気が引き起こされて脳の機能を低下させます。その結果、起きていられずに眠ってしまうのです。身体がだるく、頭痛がするということは、よい睡眠が取れていない状態なのかもしれません。

長時間眠って身体を動かさないでいたことにより、筋肉が過剰に緩んで血管が拡張して血行が悪くなり、酸素や栄養素の供給が滞ってしまい、身体がだるくなります。さらに頭痛は、必要以上に長く眠ることで拡張しすぎた脳の血管が、三叉神経を刺激することで起こります。適正な睡眠時間には個人差があり、体調によっても異なりますが、長く眠ることでだるさや頭痛が出て、休日に思うように活動できないのはもったいないことです。

夜勤明けにすぐ眠る場合は、カーテンを開けて明るくした場所で眠るようにしましょう。明るい場所だと長くは眠れないため、夜眠くならないという悪循環を

防ぐことができます。また、休日は朝からやることを決めておいて、夜勤明けの休前日は早めに眠りましょう。

▼昼間の仮眠は15時まで！ 夕方は眠らない

夜勤明けの夜に早めに眠るためには、起きている時間にしっかり活動することが大切です。特に夕方に眠るのはNG。夕方に眠ることで成長ホルモンが減り、太りやすい、肌荒れ、免疫力の低下などが引き起こされます。さらに、疲れやすく、外出や人との交流が億劫になるという症状も現れます。

そのため、夜勤明けで朝10時に帰宅し仮眠した場合も、遅くとも15時までには起きて、それ以降は横にならずに散歩や買いもの、掃除や片付けをして身体を動かすようにしましょう。また、仮眠した後にシャワーを浴びると血行がよくなり、シャキッとするのでオススメです。

夕方に活動することで深部体温が上がると、夜には深部体温が下がり、眠るのに最適な体温リズムをつくることができます。明日の休日に備えて、10分でも早く眠るようにしてみましょう。

相談２

一度眠ると死んだように眠り、やりたいことができない

定期的に夜勤が続く週があります。夜勤は朝方に身体を使う業務が多く、とにかく疲れます。その週が終わると、休みの日は好きなだけたっぷり眠りたいと思い、目覚ましをかけずに眠ります。朝、家族が起きる時間に何となく目が覚めることもありますが、また眠り始めると予定していた以上に何時間も眠ってしまいます。起きた時には長く眠れたことに満足感を感じますが、食事の準備や洗濯、掃除などの家事をしなければならず、夕方からやっと活動を始めます。自分の時間をつくることができず、もったいない１日だったと後悔することも多いです。本当はもっといろいろなことをやりたいのに、仕事と家事のために生活しているような状況です。

次の日から日勤が始まるのに、夜中まで家事をしていると眠るのが遅くなり、日勤の朝起きるのがとてもつらいです。休日にうまく睡眠のリズムを切り替える方法はありませんか？

アドバイス2

▼朝日を感じる時間帯を統一する

夜勤中は、いつ何が起こるかわからない緊張感があり、検温や配膳、下膳、清潔ケアなど、とにかく身体を使う業務が多くなります。そのため、夜勤明けには仕事を終えた安心感がある半面、とても疲弊してしまいます。夜勤の続く週が終わった後は、一気に休みたい・眠りたいと思うのは当然でしょう。

人間は本来、朝起きて活動して夜には眠くなるというリズムを刻む体内時計をもっています。体内時計は光を感知した時にスタートします。不規則勤務の場合、睡眠時間にはバラツキがありますが、朝の光を感知する時間をある程度統一することはできるのではないでしょうか。

不規則勤務の人が光を感知することができるタイミングはいくつかあります。夜勤明けに自宅に帰る時間、休日に起きた時間、日勤の日に起きた時間、夜勤前に起きた時間などです。これらの時間帯をできるだけ一定（3時間以内）にすることで、体内時計のずれを最小限にすることができます。

脳が光を感知して体内時計をスタートさせるためには、ある程度の光の強さが必要であるため、室内の照明だけでは足りません。そこで、朝の時間帯にはなるべく窓際で過ごすのが効果的です。窓際に椅子を置き、そこで歯磨きや水を飲む習慣をつくるようにするとよいでしょう。慢性的に体内時計がずれていると、朝でも眠気が抜けにくくなっていくので、5分だけでも外を眺めたり、窓際でストレッチなどをすることで、しっかりと光を脳に届けることが大切です。

ベッドや椅子を置いて窓際で過ごす動線をつくると、意識せずに太陽の光を浴びることができます。

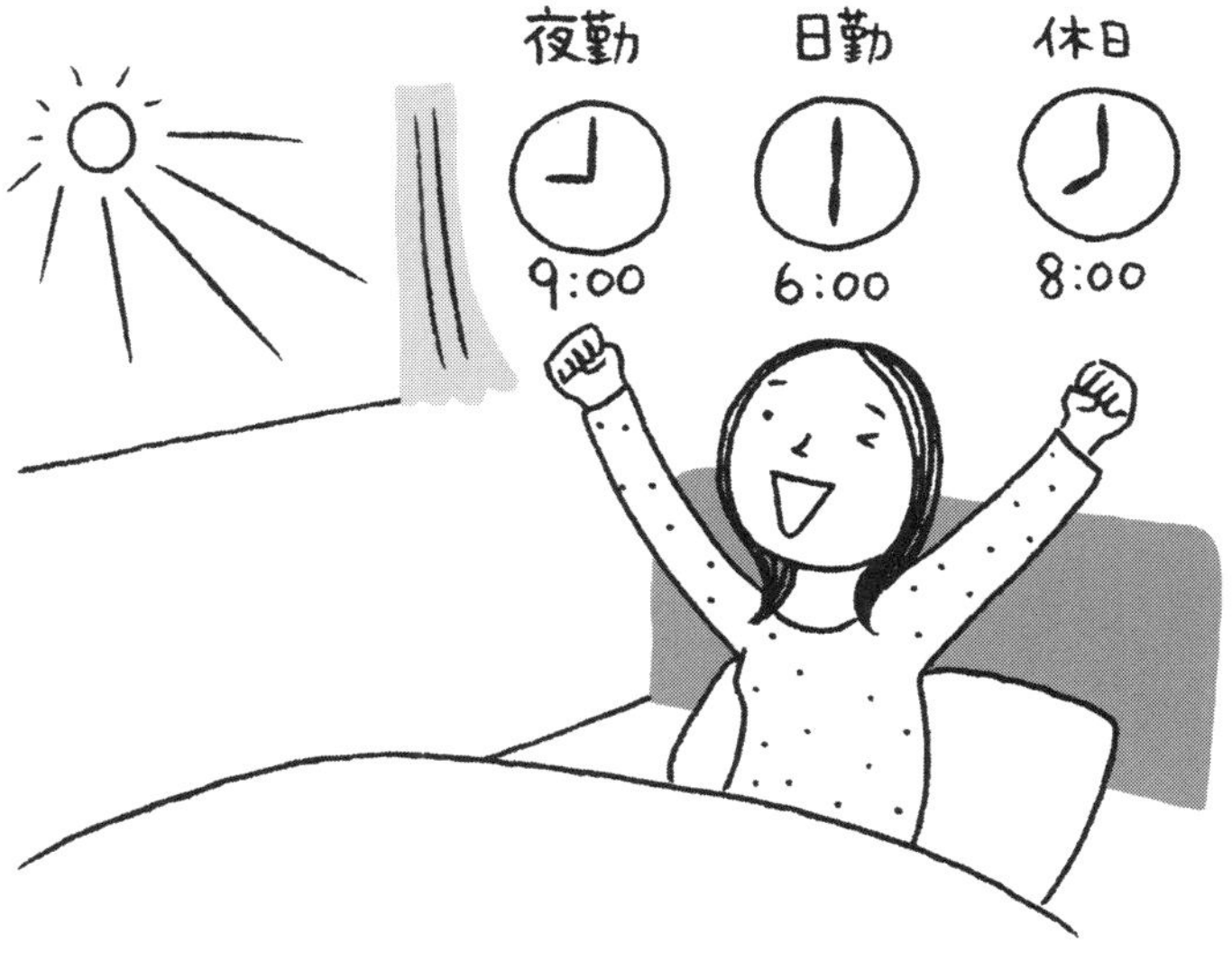

▼夜の眠気を引き起こすメラトニン

朝の光を脳に届けることは、その日の午前中に脳をしっかり覚醒させる効果があります。メラトニンは、日中に減るほど、暗くなった時にたくさん分泌されるという特徴があります。起きている間に減ったメラトニンは、夜にかけて増えていき、メラトニンが増えることで眠気が出ます。逆に、起きている間に室内で過ごし、外に出る時間が遅くなればなるほど、体内時計のスタートがずれていき、昼と夜のメリハリがなく、夜になっても眠くならないという悪循環に陥ります。つまり、起きている間に光を浴びると、その日の夜の睡眠が充実しやすくなるということです。昼間に屋外にいた時間が長い日の夜はぐっすり眠れた、という経験はメラトニンのおかげです。

不規則勤務でも、昼間はしっかりと光を浴びるリズムができていれば、夜勤から日勤へリズムが変わっても乗り切れる身体をつくることができます。

相談 3

大事な仕事の前日は不安で眠れない

翌日の日勤でリーダーだったり、忙しそうな日だったりすると、ベッドに入ってからも翌日の業務手順についていろいろ考えてしまい、眠れなくなります。目を閉じて「眠らなければ」と考えているうちにどんどん時間が過ぎてしまい、余計に焦ってしまいます。そのうちに、どれくらいの時間が経ったのかを確認して、「もう2時間も経ってしまった」と落ち込みます。

いざ眠れても浅い睡眠の状態で、変な夢をみて途中でガバッと起きることも少なくありません。朝起きてからも疲れが取れず、業務中に眠くなって栄養ドリンクやミントタブレットで何とか乗り切っています。仕事帰りの電車では座るといつの間にか眠っているのに、夜になって早めにベッドに入って眠るようにしても、いろいろ考えてしまい眠れません。大事な日の前日こそ、しっかり眠って疲れを取りたいのですがよい方法はありますか？

アドバイス３

15分経っても眠れないならベッドを出よう！

大事な日の前日こそしっかり眠っておきたいという気持ちとは裏腹に、焦りで余計睡眠から遠ざかってしまっている状態ですね。人間の身体は本来、「ベッドに入る」という行為の刺激によって、脳が睡眠に入る反応を起こします。しかし、ベッドに入ってもしばらく考え事をして眠れない時間を過ごしていると、脳は「考え事モード」になってしまい眠れなくなります。そうした状態が続いた結果、脳がベッドは考え事をする場所と記憶してしまい、ベッドに入るまでは眠いのに、ベッドに入ると眠気がなくなって考え事が始まってしまう状態になります。刺激と身体の反応の結びつきを、「ベッド＝考え事」から「ベッド＝睡眠」に変えるためには、「ベッドで眠る以外のことをしない」ことが重要です。通常は眠る体制になってから15分程度で眠るといわれています。ベッドに入ってから15分以上経っても眠れないようであれば、一度ベッドから出て、ソファや椅子で過ごしてみましょう。その時に時計はみないで、だいたいの体感時間を参考にしてください。

眠れない時にベッドから出ることは、眠りたい人からすると難しいことかもしれません。そんな時には、無理をして早寝して眠れない時間を過ごすよりも、何かほかにリラックスできる方法を試しましょう。リラックスできることなら何でもOKですが、テレビやスマートフォンは光の刺激によってますます眠れなくなるので、本や雑誌を読んだり、数独やクロスワードパズルなどの簡単な頭の体操をしたりするのもよいでしょう。ちなみに、眠る前に日記を書くと感情が揺さぶられ、変な夢をみやすいといわれていますので、オススメできません。

このようにしてベッド以外の場所で過ごし、眠くなってきたらベッドで眠るという行為を積み重ねていけば、「ベッド＝睡眠」の結びつきが強くなり、ベッドに入ると眠くなるという、もともともっていた反応を取り戻すことができます。

▼電車で眠ってはいけない

ベッドで眠る以外の行為をしないことと同様に、「ベッド以外では眠らない」ことも大切です。例えば、電車で眠る習慣がついていると、電車と睡眠が結びついてしまい、電車ではすぐ眠れるのにベッドに入るとなかなか眠れない状態になります。そこで、電車では疲れていても立つようにしたり、音楽を聴いたり動画をみたりして、眠らないようにしてみましょう。電車で眠る習慣がついている人にとっては、眠らないようにすることはたいへんかもしれません。そこで、読みたい本や雑誌を用意するなど、電車に乗っている時間を少しでも楽しい時間にするとよいでしょう。電車で眠らないようにするメリットが、もう1つあります。今まで夜の睡眠の前に眠っていた時間に眠らなくなることで、疲れがたまり睡眠物質が増えていきます。すると、身体は正常な状態に戻そうとするホメオスタシス（恒常性。身体の内側と外側で起こる変化に合わせて、体内の環境を一定に保つ機能）が作用し、眠らせて心身を休ませようとします。その作用を利用して、夜に眠れる身体に変えていくことができます。

▼就寝1時間前の軽い運動で質のよい睡眠へ

身体内部の体温である深部体温は起床後11時間後に最高になり、夜にかけて下がるというリズムを繰り返しています。夜にかけて下がる深部体温を眠る直前に少しだけ上げるようにすると、身体はその分の体温を下げようとするため、勾配が急になり、より下がりやすくなります。眠る約1時間前にストレッチやヨガなどの軽い運動をすることで体温が少しだけ上昇し、質のよい睡眠に入りやすくなります。眠り始めに深部体温が下がることによる効果は睡眠の質が上がるだけでなく、成長ホルモンの分泌量が増加する、代謝が上がることで痩せやすくなる、肌荒れの改善など、美容効果も期待できます。

不安で眠れない時こそ、気持ちでカバーするのではなく、簡単な運動で身体を眠りやすい状態にすることがポイントです。その際にはゆっくりとした呼吸を心がけるとリラックス効果も上がり、より睡眠の質が上がります。

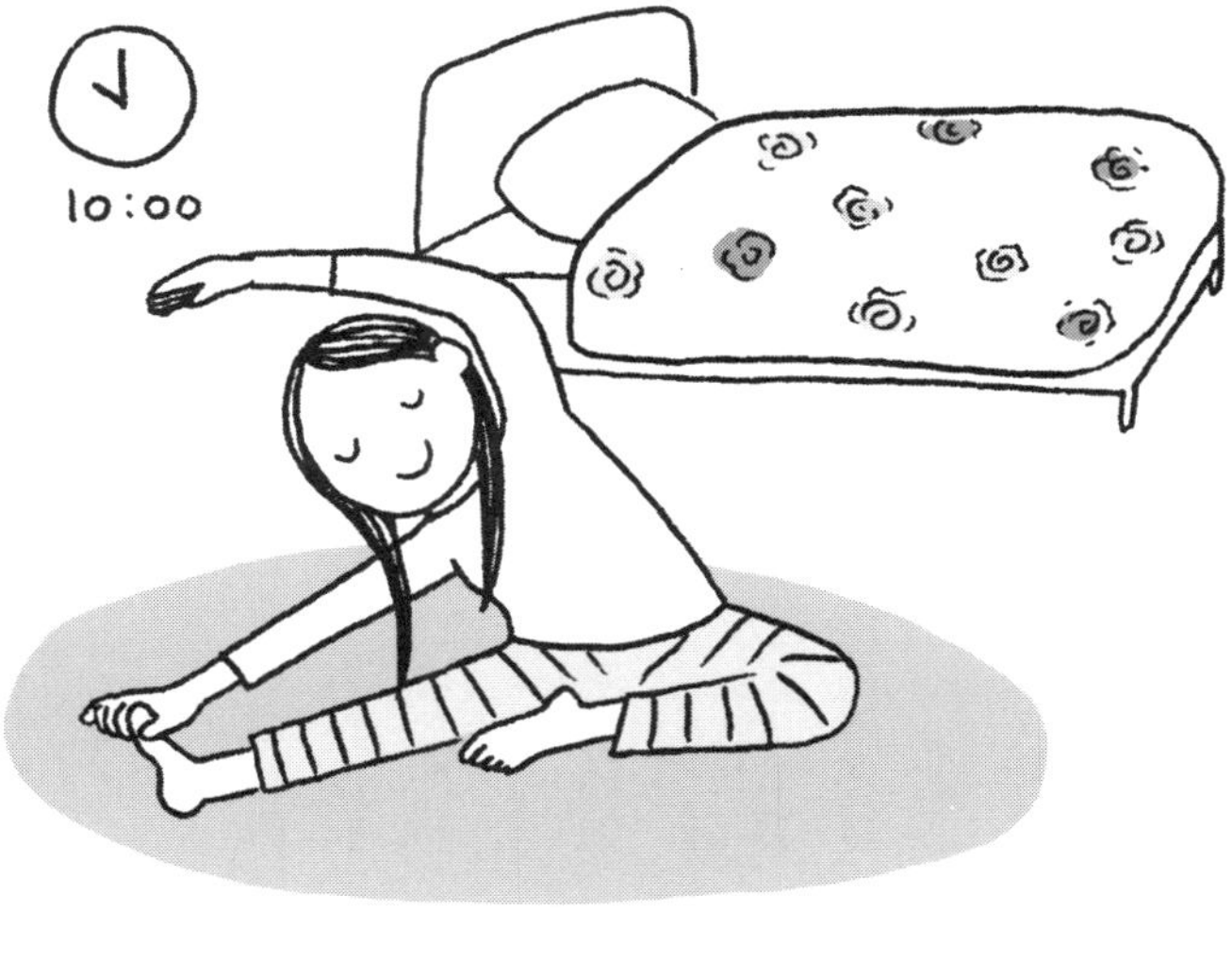

相談
4

起きられるか不安で夜勤中に仮眠が取れない

夜勤の日はいつも昼頃まで眠って15時に出勤しています。夜勤の仮眠休憩は1時〜5時頃に交代で取ることができますが、夜勤中に仮眠休憩を取っても起きられるか不安で眠れません。勤務中のため、頭が興奮状態で眠くならないのかもしれません。

若い頃は仮眠時間に眠らなくても平気で乗り切れていましたが、長年不規則勤務を続けてきたためか、疲れがたまりやすく、身体がきつくなってきました。そのため、仮眠休憩の時は眠くならないのに、朝食を食べて、患者さんの起床時間に業務が再開してあわただしくなる頃、徐々に眠気が襲ってきて頭もボーッとしてしまいます。仮眠が取れればよいのですが、なかなか眠れなくて困っています。

アドバイス4

▼夜勤の日にも起床時間をずらさない

夜勤中の仮眠休憩の時間に眠れないというお悩みですね。眠れない原因は、眠くならないということと、起きられるか不安ということのようです。

まず夜勤前には、出勤が遅いからといって起床時間を遅くしないようにしましょう。起床が遅れると生体リズムのスタートが後ろにずれてしまいます。交代勤務を続けることで不規則な生活になり、体内時計が狂ってしまいます。体内時計は眠りをコントロールする大切なリズムですので、体内時計が狂うことで睡眠の質が悪くなり、睡眠不足が慢性化します。そして、疲れやすく、眠りたい時に眠れない不眠を引き起こし、やがては生活のメリハリも失うことになります。勤務によって起床時間がずれることはあると思いますが、体内時計を乱さないためには起床時間のずれを最小限にすることがポイントです。

例えば、夜勤前でもできるだけ長く眠ろうとせず、一度起きて朝食を食べたり家事をしたりして、身体に朝だと認識させましょう。そうすることで午前中のうちに体内時計がスタートするので、昼間は活動的で夜は眠るというメリハリを保

図表1　深部体温の変化

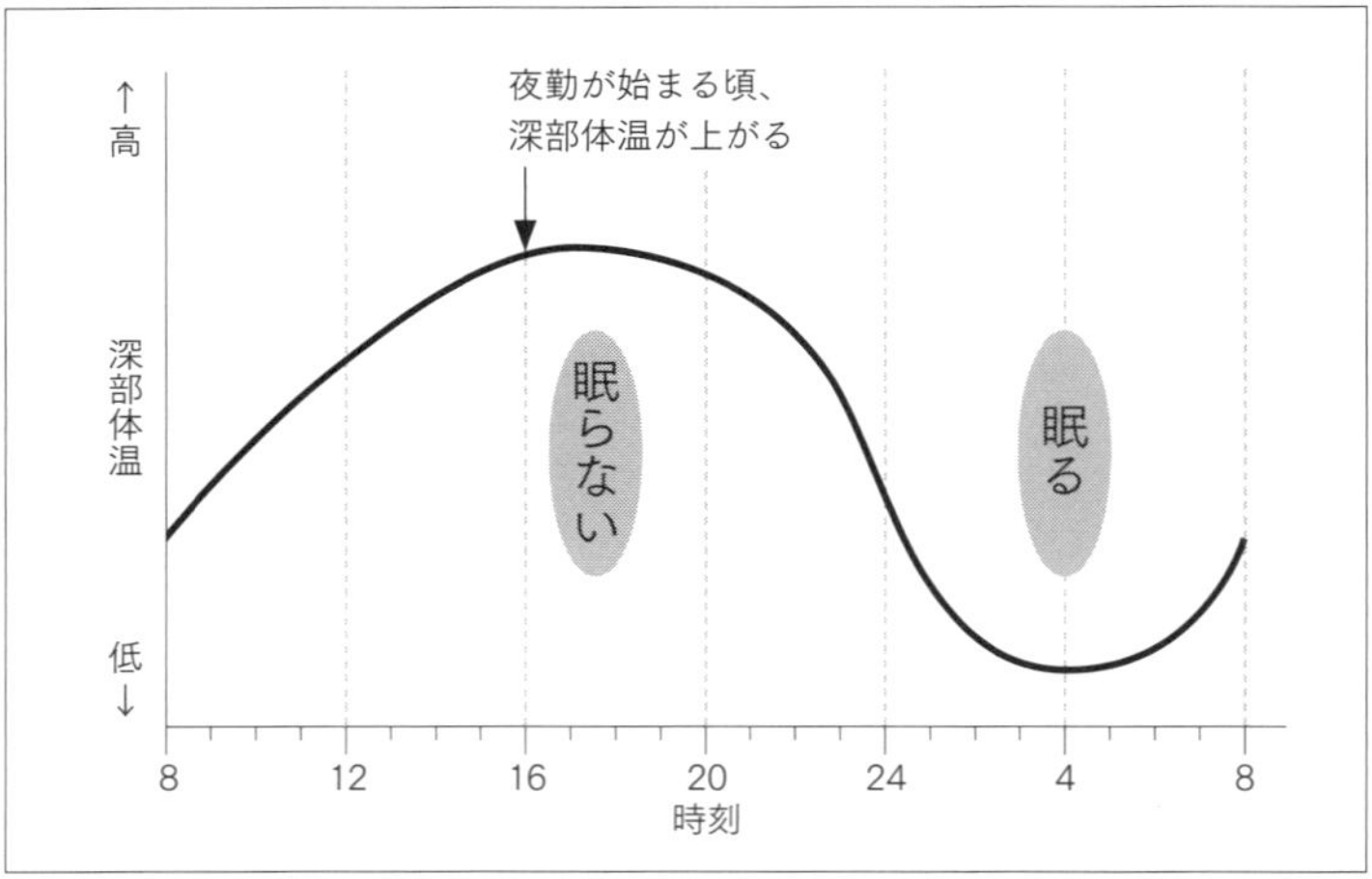

つことができます。夜勤が始まる頃には病棟内を動き回って活動レベルが上がるため、深部体温のピークを迎える夕方に一層体温が上昇することになり、ちょうどよいタイミングで活動することができます。

▼夜勤中の仮眠をしっかり取る

1日の中で深部体温が高い時（17時頃）ほど身体がよく動き、元気で、仕事の効率も上がります。逆に深部体温が下がるほど眠くなり、活動ができなくなります。深部体温リズムが下がる時間帯（4時頃）には単純なミスをしたり、眠気が起こったり、集中しにくくなり仕事の効率が下がります。この

「夕方にかけて上がり、深夜にかけて下がる」という深部体温リズムはずれにくいといわれていますが、不規則勤務で「夕方にかけて上がらず、深夜にかけて上がる」というリズムが習慣になっている人の場合、深部体温のピークが後ろにずれて、いわゆる「夜型の身体」になりやすいです。「夜型の身体」は夜にかけて体温が上がるため、夜眠ろうとしても眠くない、朝は体温が上がりきらないので目覚めが悪く、夕方にかけて仕事に集中できない状態になります。

そこで不規則勤務の人は、体温ピークが高まる夕方に眠らないようにすることや、夜勤の時に仮眠を取って深部体温が下がる時間帯をつくることを意識してみましょう。夜中の1時頃から身体リズムが下がり始め、早朝4時頃が低下するピークのタイミングですから、その時間帯に仮眠を取ることは、身体のリズムに合っていてとても重要です（図表1）。不安で眠れない場合は、横になって目を閉じるだけでも、血液の流れがゆっくりになって心拍も下がり、リラックスしやすい身体になるため、効果的です。深部体温を下げる時間帯をしっかり確保するために仮眠時間を上手に使いましょう。

相談 5

仕事のことばかり考えてしまい、夜中に何度も起きる

管理職になってから仕事の内容が変わり、部下から人間関係の相談や仕事の愚痴などを聞くことが増えました。解決策をみつけなければいけないと思って、夜になってから落ち着いて考えることもあるのですが、眠さと疲れでよい考えが浮かばず、グルグルと同じことを考えてしまうこともあります。

また、勤務時間内には仕事が終わらず、家で寝る直前までパソコンで仕事をすることが増えました。夜中に甘いお菓子を食べることが至福の時間で、唯一のリラックス法になっています。

やっと仕事を終えて眠っても、夜中に何度も目が覚め、時にはそこから眠れなくなってしまい、考え事を繰り返してしまいます。続けて眠れたらもっと楽になると思いますが、何度も起きてしまうのは癖なのでしょうか?

アドバイス5

▼悩み事は夜に持ち込まない

睡眠は「深くなる↓浅くなる↓深くなる」というリズムを繰り返しています。自分ではあまり気づきませんが、眠りが浅くなるレム睡眠の時に脳は活発に働いています。一晩に4～5回ほどレム睡眠になるサイクルがあり、言い換えれば一晩に4～5回は目が覚めてしまいやすいタイミングがあるということになります。本来なら夜中に目が覚めても、少しの間ぼんやりとした後にすぐ眠れるはずですが、悩み事で気持ちが落ち着かない状態の時には覚醒しやすくなります。

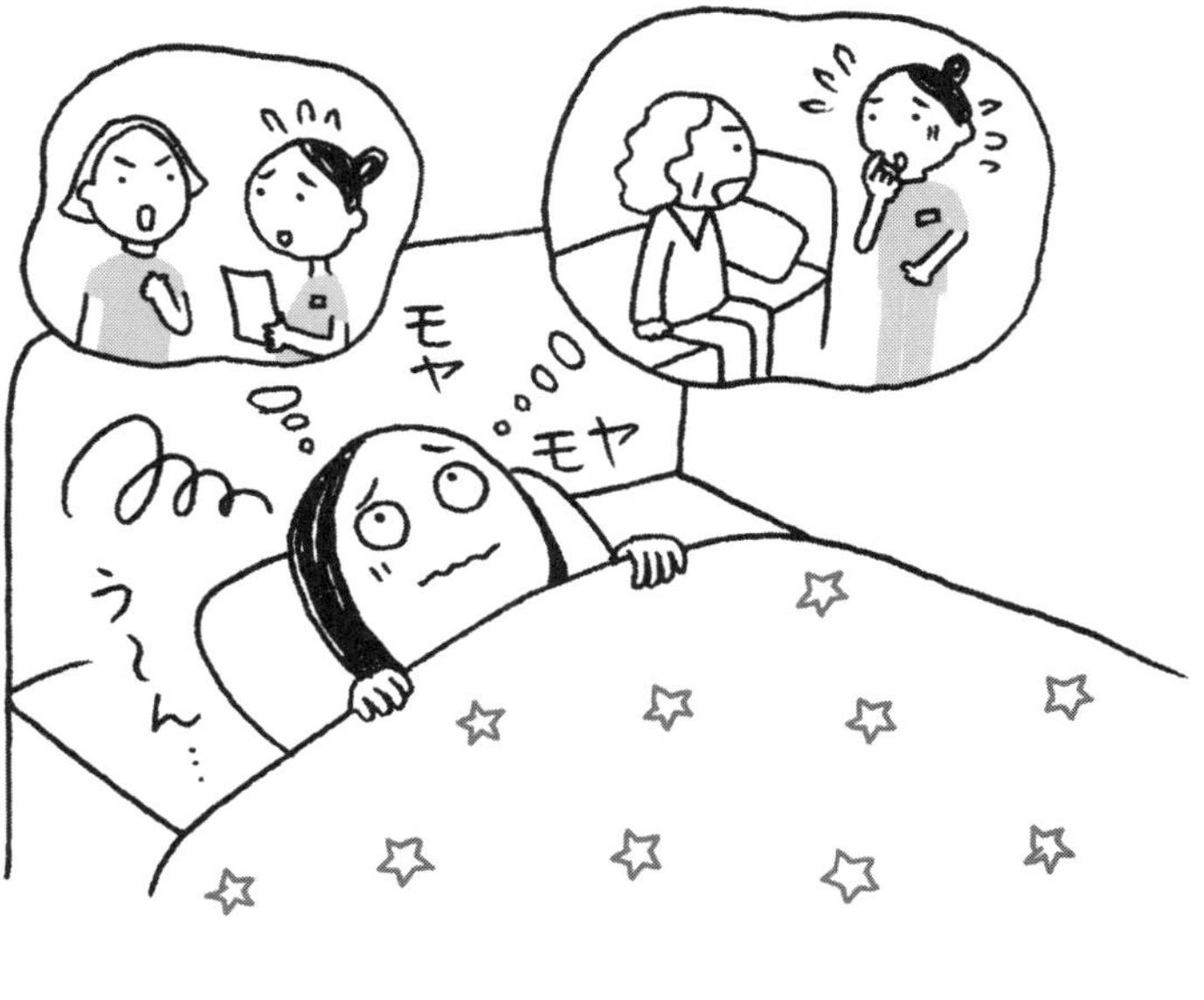

物事を論理的に考えるのは脳の大脳皮質という部分ですが、大脳皮質は睡眠時に最も深く眠ります。そのため眠る時に考え事をしても、論理的で現実的な思考ができず、非現実的な考えに飛躍しやすくなります。よくわからない考えがどんどん浮かんできて、解決策をみつけるどころか悩み事だけが大きく膨らんでしまう状態になります。こうしたメカニズムがわかっていれば、夜中に考えるよりも、昼間、しっかり頭が働いている時間に考えた方が効率的だとわかるはずです。

それでも、夜中は1日の中で最も落ち着いた時間なので、しない方がよいとわかっていても、考え事をしてしまうことがあるかもしれません。その時は、ベッドに入る前に考え事を紙に書き出すことをオススメします。思考を司る前頭葉は手を動かすなどの単純作業をすることで静まるため、紙に書き出す作業によって「考え事モード」から「睡眠モード」に切り替えることができます。手を動かすことであれば、洗濯物をたたんだり片付けをするなどの簡単な家事もオススメです。

▼眠る前の糖質摂取は危険！

眠る前にお菓子などの糖質をたっぷりとってしまうと、急上昇した血糖値を下げようとして夜中に低血糖を起こします。さらに、血糖値を下げようと交感神経が優位になった結果、夜中に歯ぎしりや悪夢、全身のこわばりなどの症状が起きやすくなります。そこまでの症状が出なくても、眠っている間に交感神経が優位になることで眠りが浅くなって中途覚醒が頻繁に起こり、翌朝に疲れが取れていないなどの状態に陥ります。甘いものを食べることがリラックス法になっているのであれば、寝る3時間前には食べ終えるようにしましょう。

また、寝る直前まで仕事をしていた日は、脳の体温が上がって睡眠が浅くなりやすいので、眠り始めだけ耳から上の頭部を冷やすようにしてみるとよいでしょう。渇いたタオルを冷凍しておくと、ちょうどよく冷えるので、枕に敷いて眠るのがオススメです。

相談 6

疲れているはずなのに頭が興奮状態で眠れない

夜勤を終えて夜中に帰ってくると、忙しかった日に限って身体が疲れているのに眠くなりません。疲れているので早く眠りたいと思うのになかなか眠れず、頭の中がまだ興奮しているような感覚になります。翌日も夜勤であれば早く眠る必要はありませんが、翌日が休みで朝から予定を入れていたりすると、眠れないことでどんどん焦ってしまいます。目を閉じているうちにいつの間にか眠れたと思っても、眠りが浅いのか、疲れが取れません。興奮状態のような感覚を落ち着かせる方法はありますか？

アドバイス 6

▼帰宅後は副交感神経が優位になるようにリラックス

交代勤務をしている看護師に多い悩みの1つに、夜眠くならないことがあります。もともと人間の身体は自律神経によって交感神経と副交感神経のバランスが保たれ、起きている間は交感神経が働き、眠る時間が近づくと副交感神経に切り替えていきます。しかし、このバランスが乱れ、交感神経ばかりが優位に働いている状態になると、夜になっても心身が戦闘モードのままで、布団に入ってもうまく眠ることができません。

夜勤から帰ってきた時は、交感神経が優位になっている状態です。頭が興奮して眠くないからといって、テレビや動画をみたり、スマートフォンをいじったりして過ごしていませんか？ その状態では脳はどんどん覚醒していき、眠るためには逆効果です。また、夜勤では患者の急変や、最悪の場合は亡くなることもあります。その場合、身体の疲労だけでなく気持ちも疲弊します。気持ちの疲弊によって、知らないうちに身体が緊張状態になっていることも多いのです。

興奮状態で眠れない時は、副交感神経が優位になるような行動をすると睡眠に入りやすくなります。そのためには、帰宅してから睡眠モードに切り替えるまでの時間をどう過ごすかが大切です。着心地のよいパジャマやリラックスできる部屋着に着替えることは、気持ちを切り替えるのに効果的です。軽くストレッチをして身体をほぐしてあげましょう。

また、入浴をして身体を温めることで副交感神経は優位に働きやすくなります。ゆっくりとお湯につかるのもよいですし、その時間がなければ足を温めるだけでもよいでしょう。そのほかにも好きなアロマを楽しんだり、部屋の明かりを最小限にしたりするのもオススメです。心身が落ち着くような環境をつくることで、覚醒していた状態が徐々に落ち着いてきます。

▼自宅にいる時は刺激を最小限に

普段から脳に入る刺激が多い環境にいると、刺激によって眠気に気づきにくくなります。看護師は、患者からのナースコールや心電図の音、カルテを確認しながらモニターを注視するなど視覚刺激も多く、常に脳に入る刺激が多い状態です。夜勤になるとスタッフの人数が少なくなる一方で情報量は増えます。常に情報量の多い環境に脳が慣れているため、刺激が途絶えた時に物足りないと感じてしまいます。もしかしたら、家でも、音楽やラジオなどの音がないと落ち着かなかったり、スマートフォンをみながらテレビをつけっぱなしにしたりしていませんか？　特に「ながら活動」は脳を必要以上に興奮させます。家でスマートフォンをみている時はテレビを消す、本を読む時は音楽を聞かないなど、刺激をなるべく少なくすることをオススメします。

▼効果的なリラクゼーションストレッチ

夜勤明けの身体は緊張が強く、こわばっている状態です。意識的に緩めることで、気持ちもリラックスさせることができます。ストレッチは血行をよくして心拍数を減らすため、夜勤明けの緊張した身体をほぐして休ませることができます。まず、深い深呼吸を10回程度行い、身体のいろいろな部分に力を入れることと、一気に力を抜くことを意識しながら実践してみましょう。

1　腕のストレッチ

・腕を前に突き出し、両手を握ってこぶしに力を入れる
・そのままひじを曲げてこぶしを肩に引く
・勢いよく腕を前に伸ばし手のひらを開いて力を抜く

①腕

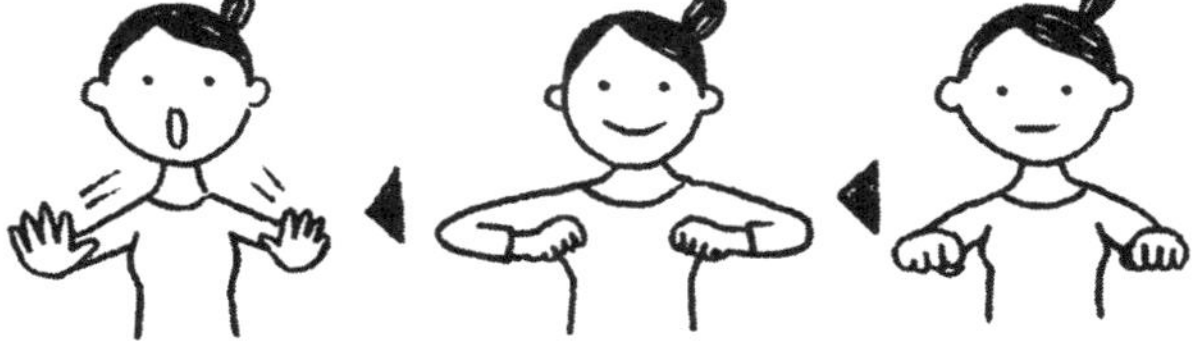

2　肩のストレッチ

・両肩をグッと持ち上げて力を入れる

・肩をストンと落として力を抜く

3　足のストレッチ

・つま先をすねに近づけるようにそらし、足全体に力を入れた後に力を抜く

・つま先を伸ばして足全体に力を入れた後に力を抜く

②肩

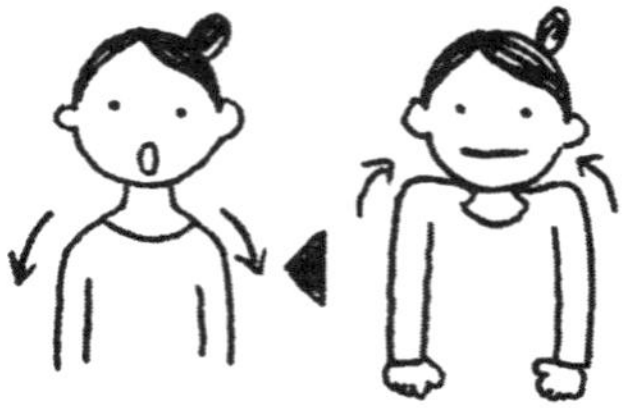

③足

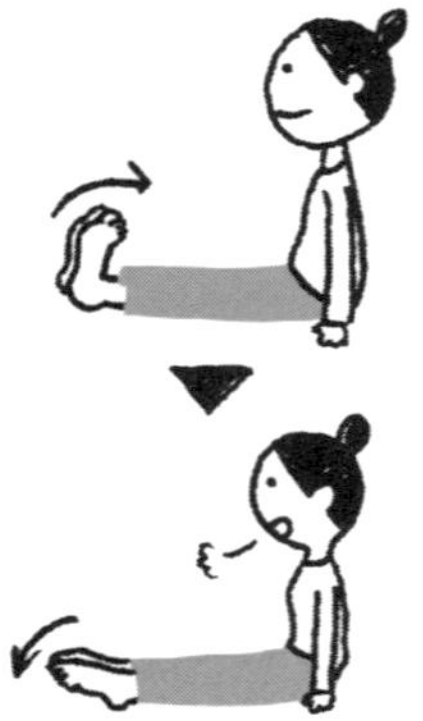

４　首のストレッチ
・あごを上げて首に力を入れる
・首を自然に前に下げて力を抜く

５　腰のストレッチ
・椅子に座ったまま両手を太ももに置き、お腹全体を前に出してみぞおちを反らせて腰のあたりに力を入れる
・腰の力を一気に抜く

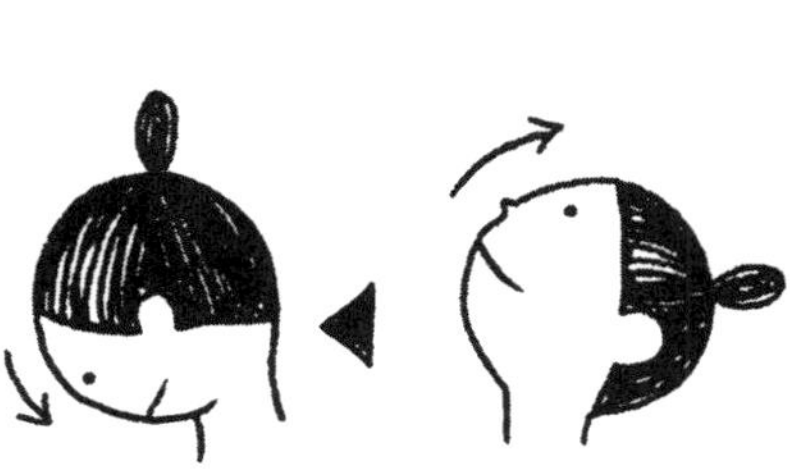

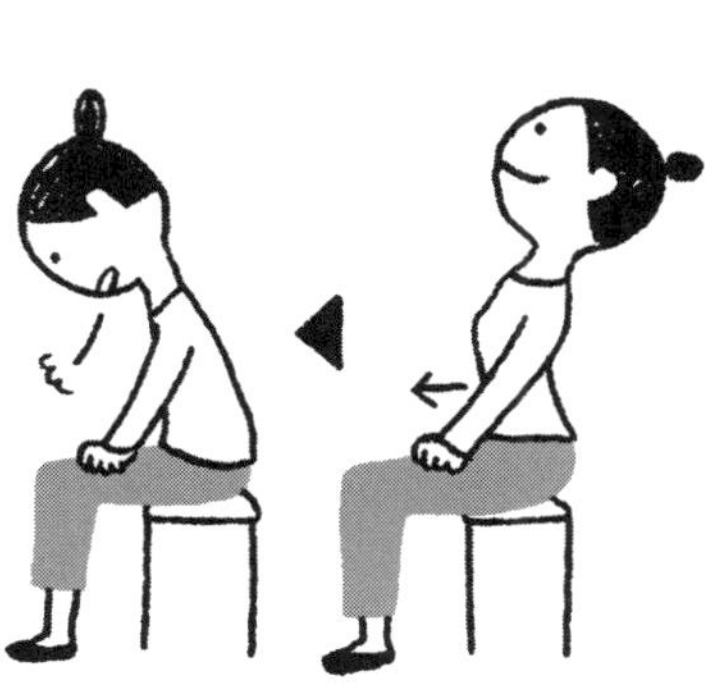

相談
7

家族の生活リズムに合わせられる、上手な仮眠法を教えて

日勤の日も夜勤の日もだいたい6時に起き、家族の食事を準備して、子どもの見送りをしています。夜勤の日には9時から午後までは比較的ゆっくりできるので、夜勤前に少しでも仮眠を取りたいと思うのですが、結局、家事をしたり、テレビをみたりして過ごしてしまいます。夜勤に行く準備を始める14時頃から少し眠くなります。

20歳代の頃には眠らずに夜勤に行っても大丈夫でしたが、年齢を重ねるごとに仮眠を取れないまま夜勤に行くことがつらくなってきました。夜早く眠ったり、朝に少しだけでも長く眠ったりできるとよいのですが、家族の生活リズムに合わせなければならず、柔軟に変えることができません。夜勤前に短時間でも上手に仮眠を取る方法を教えてください。

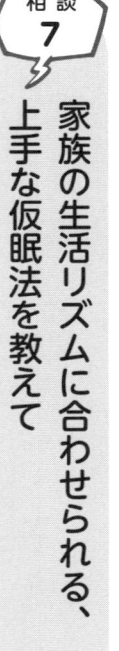

アドバイス7

▼起床から6時間後に目を閉じるだけでもOK

朝の習慣のおかげで午前中は元気でいられるけれど、いざ夜勤前になると眠くなってしまうのも脳の仕組みの1つです。人間の身体は、眠る脳と眠らせる脳があり、起床から8時間後と22時間後に眠らせる脳が働きます（6時起床の場合は14時と4時）。その時間帯には、眠らせようとする作用が働くため、「眠気」を感じるようになります。つまり、6時起床の人が14時に眠気を感じるのはこの作用によるもので、起床から8時間後と22時間後には、ちょっとしたミスが起こりやすくなります。これは、身体は起きているが脳の覚醒レベルが下がっている状態になるためで、家具の角に足をぶつけたり、やらなければいけないことをうっかり忘れてしまったりします。しかし、眠気のピークだからといって眠ってしまうと、その後に覚醒していく脳の働きを妨げてしまいます。眠気のピークは覚醒していくタイミングでもあるため、それよりも早いタイミングで脳を休ませておくことがポイントになります。

脳を休ませるには目からの情報を遮断することが大切です。そこで、眠気がピークになる2時間前の12時頃、1分でもよいので目を閉じてみましょう。眠った感じがしなくてもOKです。目を閉じて脳を休ませておくことで、今よりも身体の消耗を少なくし、その後の脳の活動をより高めることができます。夜勤前の仮眠は、ぐっすり眠ることよりも、夜勤をなるべく元気に乗り切るための時間と考えましょう。

▼明るい場所で仮眠をする

睡眠に関わる生体ホルモンの1つであるメラトニンは、減るとキリッとし、増えると眠くなるという作用があります。太陽の光を浴びるとメラトニンが抑制されるため、日中起きていることができます。仮眠を取りたいけれど長く眠らないようにするためには、カーテンを開けて部屋を明るくし、窓になるべく近い場所で眠るとよいでしょう。人間の身体は明るい場所で長く眠ることはできないので、その反応を上手に利用して、起きられないかもしれない時はあえて明るい環境をつくるようにします。

また、眠る前に「○時に起きる」「○分後に起きる」と唱えて事前に脳に起きる時間を知らせることで、その時間に脳が覚醒しやすくなります。

▼仮眠は夜眠るのとは違う場所で

身体の生理的な反応に、ある場所で行った行為とその場所とをセットで記憶するというものがあります。人はベッドで眠る習慣があるため、脳は「ベッドは眠る場所」と記憶しています。そのため、「少しだけ眠ろう」と思っても、ベッドに行くと眠る記憶が呼び起こされ、意図せず深い眠りに入ってしまうことがあります。仮眠を取る時は、深い眠りに入らないように、いつも眠っている場所とは違う場所で眠るようにしましょう。

相談
8

仮眠で眠れない時のリラックス方法を教えて

夜勤は16時〜翌朝9時までの勤務です。通常、21時に病棟全体が消灯した後、夜勤のメンバーで交代しながら休憩を取ります。1時間〜1時間半くらいは横になれる時間があるのですが、目を閉じてもまったく眠くなりません。時々眠れることがあっても、眠ったか眠っていないかわからない状態です。看護師を始めた頃は、「緊張で眠れないのかな」と思っていましたが、勤務に慣れてきてからも仮眠時間にぐっすり眠れたことがありません。少しでも眠ることができたら身体が楽になると思うのですが、何かよいリラックス方法はありますか？

アドバイス8

▼「吸う1：吐く2」の深い呼吸を意識する

私たちの身体で「呼吸」は唯一自分でコントロールできるバイタルサインです。

緊張している時は首から背中にかけての筋肉が凝り固まり、それが原因で深い呼吸を促す胸骨が動きにくくなり、知らないうちに速く浅い呼吸になっています。ゆっくりと深い呼吸をすることは、副交感神経の働きを効果的に高め、心と身体の硬直を効果的に緩めてくれます。

多くの看護師は、患者さんの急変や緊急入院など、瞬時に大きなストレスがかかる環境の中で働いています。緊張が高まった時や、ストレスが強い時に過呼吸になる人がいるように、そうした刺激は身体のバランスを大きく乱します。出産の場でも、陣痛がピークで緊張感が高まった時ほど、産婦は過呼吸になりやすいものです。緊張によって速く浅い呼吸になり、身体は力み、時には失神する産婦もいます。

看護師は緊急時になれば、ルート確保や点滴、採血など目の前のことに一つひとつ対処していかなければならず、過呼吸になったり失神したりしている暇はありません。しかし、実は身体の内部では同様のことが起きています。どんなに落ち着いた勤務の日でも、一度のナースコールから、嵐のような激動の時間が始まる日もありますよね。こうした、何が起こるかわからない不安定さとストレスフルな環境下で仮眠を取る場合、休みたいのに休まらないというのは、ある意味では身体の正常な反応といえるでしょう。いつでも瞬時に対応できるように、交感神経が高まり戦闘態勢ができているのです。

しかし、日常的にそのようなストレスにさらされていると、交感神経が過剰に活性化し、夜になっても副交感神経が優位にならず、リラックスすることができなくなってしまいます。その結果、不眠や頭痛、生理不順、疲労感などの不調が起きやすくなります。ちょっとした仮眠時間にできるだけリラックスして、副交感神経の働きを最大限に取り戻したいものです。

そのためには、深い呼吸を意識することをオススメします。深い呼吸は、ストレスによって知らない間に浅くなっていた呼吸を整え、乱れた自律神経を瞬時にリカバリーしてくれます。昼間に起きて夜眠るという基本的な生活習慣が整っている人は、昼間に交感神経が高まり、夜は副交感神経が高まる自律神経バランスが自然に整っています。しかし、不規則勤務の看護師の場合、生活リズムが乱れやすいうえに、副交感神経が高まる夜にも起きていることが多いため、交感神経は高まったままです。

呼吸の方法は、まず3〜4秒かけて鼻からゆっくり息を吸う。次に口をすぼめて6〜8秒かけてさらにゆっくり細く息を吐き切るだけです。「吸う：吐く」を「1：

2」の割合で行うだけで、末梢の毛細血管まで血流がよくなったり、便秘が解消することもあるそうです。これは、出産時に緊張している産婦や、夜眠れないと訴える患者にも効果的です。仮眠休憩など「眠れないけれど、なるべくリラックスしたい」という時だけでなく、夜眠れない時などにも、1分だけでよいので試してみてください。眠れない時間に無理に眠ろうとしなくても、呼吸に集中するだけで身体のリラックス効果はぐんと高められます。

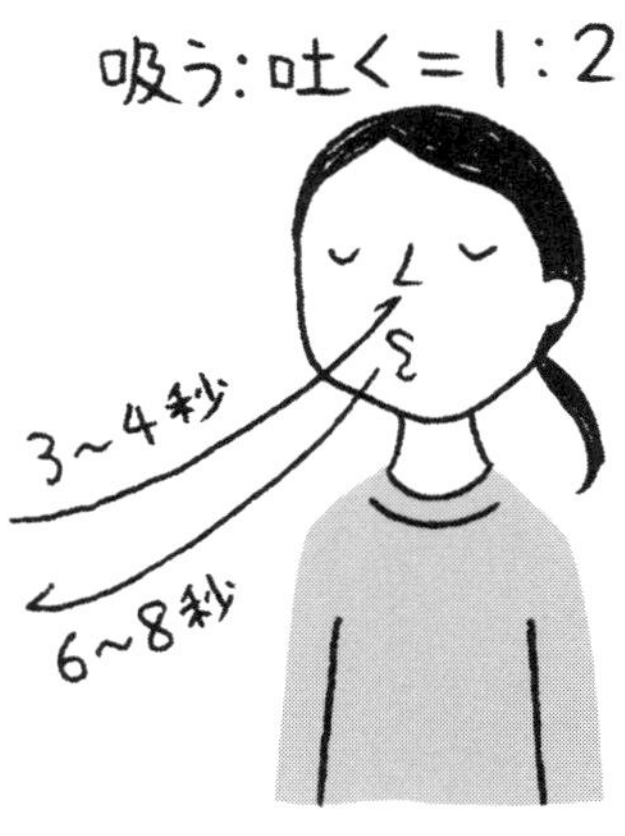

▼眠る前に耳から上を冷やす

眠る直前まで仕事をして頭を使っていると、脳の温度が下がらず、眠りにくくなります。そんな時は、柔らかい保冷剤や乾いたタオルを冷凍庫で冷やし、それを枕に敷いて眠ってみましょう。冷やす場所は、耳から上です。耳から下の部分を冷やすと、首まわりが冷えてしまい逆効果です。あくまで眠りやすくするための対策なので、最初のうちだけ少し冷やしてみてください。

▼好きな香りをかぐ

ガーゼやコットンに好きなアロマオイルを数的垂らして香りをかぐことも、リラックスに効果的です。仮眠室の枕元に置いてみてはいかがでしょうか。香りを感じながら、前述の深い呼吸を意識すると、眠れなくても最大限のリラックス効果を得ることができます。基本的には好きな香りでよいのですが、ラベンダーやベルガモットなど鎮静作用のある香りをチョイスするのもよいでしょう。仮眠の間に、だんだんと香りを感じられなくなってしまうかもしれませんが、問題ありません。

▼仮眠の時間だけでも着替える

肌に触れるものはなるべく心地よいものを選びましょう。もし可能であれば、仮眠の間だけでも着替えることをオススメします。身体を締め付け過ぎないもの、通気性のよいもの、触れて心地がよいものに着替えて、仮眠時間は思いっきりリラックスしましょう。

相談9
夜勤明けに眠れず、喫煙、飲酒。結局、夜遅く寝て翌日起きられない

夜勤明けで帰ってくると、眠くなるまでベッドの上で海外ドラマをみて、眠くなったら夕バコを一服してから寝るのが習慣になっています。あまりにも眠れない時は、お酒を飲むこともあります。しかし、眠っても数時間ですぐに目が覚めてしまうため、食事をしてからまたしばらくドラマをみて、眠くなったら寝る、という行動を夜になるまで繰り返してしまいます。夜勤のすぐ後は疲れているけれど眠くないのが普通なのでそれでよいと思っていましたが、ダラダラと眠っても眠った気がせず、翌日も朝起きられません。翌日にスッキリと起きられるようになりたいです。

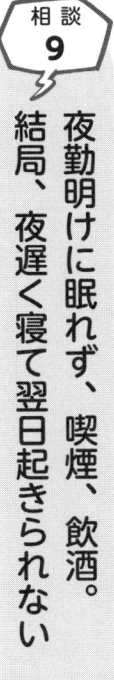

アドバイス９

▼夜勤明けには太陽の光を浴びないようにする

人間は日中に起きて活動し、夜眠るというリズムを刻む体内時計をもっています。夜勤をしているとその体内時計は日によってずれてしまいます。そのずれに影響を与えるものの１つに光があります。夜勤後に外に出て太陽の光を浴びると、清々しい気分になり、スッキリと感じることはありませんか？　このスッキリ感は、体内時計が夜から朝に切り替わって、活動するのに適した状態になったサインです。つまり、夜勤明けに太陽の光を浴びると、日勤の時と同じように、身体がこれから活動しようとする状態に変化します。身体は眠るモードから活動モードになり、家に帰っても眠れない、疲れているのに眠れないという状態になってしまいます。とはいえ、外が暗くなるまで帰らないというわけにはいかないので、夜勤明けには、サングラスや日傘などで太陽の光を遮断し、夜勤明けの少しボーッとした状態で家に帰って寝床に入ることで、眠りやすくなります。

▼ニコチンは脳を覚醒させる

眠れない時にお酒を飲んだりタバコを吸ったりすることで、逆に眠りの質を下げてしまい、疲れは取れにくくなります。喫煙者にとってタバコはリラックス方法の1つで、一服してから眠りたいという気持ちもわかりますし、吸いたいと思っていなくても眠る前に吸うのが習慣になっているということもあります。しかし、ニコチンには交感神経の働きを活発にする作用があります。血圧の上昇や心拍数の増加、脳の覚醒作用などがあるため、眠る前に一服することで、眠りたいのに脳が覚醒してしまいます。また、覚醒作用の目的で一服する習慣がある人は、知らず知らずのうちに睡眠不足に陥っている可能性があるので、睡眠を見直す必要があります。禁煙をすることで息苦しさや咳、痰、口臭などの不快感が軽減されます。そもそも、それらの不快感が寝付きを悪くし、睡眠の質を低下させている可能性もあります。禁煙とまではいわなくても、せめて寝る1時間前からはタバコを吸わないことをオススメします。

相談 10

目覚ましをかけても、朝どうしても起きられない

夜中に起きているのは比較的楽なのですが、日勤の日は朝起きるのがつらく、苦手です。目覚まし時計をかけていてもいつの間にか止めていて、スヌーズを何回か繰り返し、起きるのは出勤時間ギリギリです。朝からバタバタと準備をして、心の余裕もなくなりイライラしてしまいます。朝食を食べる時間もなく、仕事が始まる頃にはお腹がすいて集中できません。

日勤の前日は、早く眠った方がよいと思っても眠くなりません。それどころかお腹がすいてきて、深夜12時頃にお菓子やカップラーメンを食べてしまいます。食べ終えるとだんだん眠くなってきて、そのまま眠るパターンが多いです。

日勤が続く日は、夕方に家に帰ってくる頃には眠くてしかたがないので、いったんベッドで2時間ほど眠り睡眠不足を解消しないと何もできません。

日勤の日が続いても、朝きちんと起きられる方法があれば知りたいです。

アドバイス10

スッキリと起きるために光を利用しよう

朝に光を浴びると、体内時計がリセットされます。眠っている間に休息モードになっていた脳が、起きて活動モードに変わるためには朝の光を浴びることが大切です。光を浴びると体内時計がリセットされると同時に、メラトニンの分泌が抑制されます。メラトニンは光によって分泌量が変わる特徴があり、明るくなるほど目が覚め、暗くなるほど眠くなります。朝起きられない人は、カーテンを開けて光をしっかり浴びることが効果的です。余裕があれば、窓の外をボーッと眺めるのもよいでしょう。光が脳に到達することでだんだんと目が覚め、身体が自然と活動モードに切り替わります。

予定がなく朝寝坊をしてしまった日でも、起きてからなるべく早いうちに窓の近くに移動して過ごしましょう。二度寝をする時は、窓から１ｍ以内の場所がベストです。脳に光を届けるには目から光を取り入れることが最も効果的ですが、目を閉じていても効果はあります。ソファや椅子など、家でくつろぐ場所を思い切って窓際にしてみることで、自然と光を浴びやすい生活になります。

また、朝の光はその日の夜の睡眠を充実させます。しっかりと朝の光を浴びることで、起床後16時間ほどで脳からの指令によってメラトニンが再び分泌されるようになります。メラトニンが増えると眠くなる仕組みなので、起床と同時に光を浴びることで、毎日同じ時間帯に眠気がきて睡眠リズムを安定させることができます。光がまぶしくて苦手という人は、顔に直接光が当たらないように少しだけカーテンを開けてみましょう。足元にだけ光が当たるようにしても構いません。だんだん明るくなることを身体が認識することで、自然と起きる準備に入っていきます。逆に、朝早く目覚めすぎて困るという人は、起きて動き出す時間まではカーテンを開けずに部屋を薄暗くして、本来起きたい時間に合わせてカーテンを開けるようにしましょう。

▼朝食を食べることで身体が目覚める

朝食を食べることは、「これから1日が始まる」と身体に認識させる手軽な方法です。朝食を抜くと血糖値が上がらず、これから1日が始まるタイミングなのにエネルギーが足りないため、ボーッとしてしまうのも納得できます。メラトニンは必須アミノ酸である「トリプトファン」を原料としています。トリプトファンを多く含む大豆製品や乳製品、魚などを朝食に取り入れるのがオススメです。納豆やみそ汁、魚を基本とする和食はたんぱく質が多く含まれ、炭水化物も適度にとれるので、1日の始まりに食べる朝食としてとてもバランスがよい食事です。

朝食を食べるためには、朝に自然とお腹がすかないといけません。夜に空腹を感じてお菓子やカップラーメンを食べてしまうということですが、夜は覚醒レベルが低下するので、脳がエネルギー不足だと勘違いして空腹のサインを出します。夜ふかしをしていると何か食べたくなるのは、脳の勘違いなのです。気にせずに、眠る準備に入りましょう。

朝に食欲がないという人は、まずは朝に光を浴びる習慣を続けてみてください。そうするとお腹がすきやすくなり、朝食が食べられるリズムになります。飲みものなら飲めるという人は、豆乳や牛乳がよいでしょう。また、食欲はあっても食べる時間がとれない人にはバナナがオススメです。トリプトファンの含有量が多く、抗酸化作用のあるビタミンB_6やミネラルが豊富に含まれており、簡単に食べられるので、時間のない朝にピッタリです。

▼本睡眠の前には眠らない

夜眠る場所を1か所に限定することは睡眠の質をアップさせるために大切なことですが、それと同様に、夜眠る時間（＝本睡眠）の前に眠らないことも重要なポイントです。起きている時間の長さは、睡眠の深さに比例します。起きている時間が長くなれば、睡眠は深くなります。起きている間は睡眠圧（眠ろうとする力）が上がり、睡眠圧が上がることで夜眠るリズムがつくられます。しかし、本睡眠の前に眠ると睡眠圧が軽減されてしまい、いざ本睡眠で眠ろうとしても眠りにくくなります。やっと眠ったと思っても睡眠圧が上がっていない分、睡眠の質が悪くなり、起きてもまだ眠いという悪循環が起こります。

そのため、日勤が続いて夕方眠くてしかたがない時でも、できるだけ我慢して眠らないようにしましょう。帰宅しても眠くて動けず、食事をつくる余裕がないなら、夕食は買って帰るのも1つの方法です。そして、眠るまでに行う習慣を早めに終わらせ、いつもより少し早めに眠ってみましょう。知らない間に寝落ちしている人は、いつも疲れていたり、休みに寝だめしてしまう傾向にあります。その傾向を断ち切るためにも、日勤が続き睡眠不足感が強く出やすい時こそ、早めに本睡眠を取るよう心掛けることで睡眠圧を上げるようにすると、睡眠の質がぐんと上がります。

相談11 午前中はぼんやりしてしまい、エンジンがかからない

夜勤前や休みの日は、午前中に起きてやりたいことがたくさんあるのに、目が覚めても頭が重く、何もせずにぼんやりとテレビをみたり、横になってダラダラと過ごしてしまいます。時々頭痛がすることもあります。

休みの日こそ朝から活動したいと思っているのですが、いつも目覚めが悪く、午前中は頭がボーッとして何もできずに過ごすことが多いです。予定を入れていても、面倒くさい、行きたくないと思ってしまいます。朝から頭を働かせて効率よく活動するためにはどうしたらよいでしょうか？

アドバイス11

▼朝食に楽しみを用意する

朝から頭を働かせるためには、糖分補給が欠かせません。ご飯、パン、うどん

など好きな炭水化物でよいので、眠る前に「明日の朝はこれを食べる！」と決めて準備したり、食器を並べておいたりするのも1つの方法です。夜遅く甘いものを食べる習慣がある人は、あえて翌朝の楽しみに取っておくと起きるのが楽しみになりますし、ダイエットにも効果的です。自分の好きなものを食べる朝食は、幸せを感じて脳内でドーパミンが出ます。ドーパミンが出た結果、身体はやる気がアップして、作業効率が上がる効果があります。エンジンをかけたいと思う朝には、ぜひ実践してみてください。

また、深部体温は朝起きてから徐々に上がっていきます。温かい飲みものやスープを飲んだり、ショウガやトウガラシなどの身体を温める成分を多く含む食材を取り入れたりすると、深部体温の上昇をサポートできて、その日の夜の睡眠の質も向上します。

▼起床時間を3時間以内にそろえよう

不規則勤務だと起床時間がずれますよね。最低でも、日勤、夜勤、休日とそれぞれ起床時間が違ってしまうことでしょう。その差は何時間くらいありますか？もし3時間以上ある場合は、まずは起床時間の差を3時間以内にすることをオス

図表2　起床時間の改善例

	現状		改善
日勤の日（8時勤務開始）	6時起床		
夜勤の日（16時勤務開始）	11時起床	→	9時起床
休日	8時起床	→	6～9時起床

現状

・日勤の日が3日続いた後、夜勤で11時に起床したら、気分が悪く頭痛もある。
・夜勤前は毎回体調が悪い。
・日勤の日に6時起床に戻すと、いつも以上に目覚めが悪くてつらい。

➡

改善ポイント

・夜勤の日は9時に起床する。
・休日は6～9時の間に起床する。
・二度寝をしたい場合は、明るい場所で眠る。

スメします。

起床時間が遅くなると、体内で血圧や血糖値を上げる役割をするコルチゾール分泌のタイミングが乱されます。その乱れのせいで、朝起きた時に頭痛がしたり、気分の悪さを感じたりすることがあります。同じ時間に目覚める習慣がある人は、その起床時間の3時間前からコルチゾールの分泌が始まり、分泌がピークになって「起きられる身体」になり自然に目が覚めます。しかし、毎日の起床時間がずれると、コルチゾール分泌のピークとタイミングが合わず、起床したタイミングで身体があわてて分泌を急増させます。

こうして大量にコルチゾールが分泌された時の脳は、うつ病と同じような状態になります。さらに、翌朝に早起きすることで再びタイミングが乱されるため、数日は気分の悪い状態が続いてしまいます。

日勤の日の起床時間が6時であれば、その時間を軸にするとよいでしょう（図表2）。もし、夜勤前も休日も、いったん9時までには起きることを目標にしてみましょう。それよりも長く眠りたい場合は、9時までに起きてカーテンを開けたり照明を点けたりして、部屋を明るくしてから再び眠りましょう。コルチゾール分泌のタイミングは、週に4日以上、2週間継続すると、徐々にタイミングが整い、1か月継続できれば、頭痛や気持ち悪さはかなり軽減するはずです。

▼休日を積極的に楽しむことで睡眠リズムを維持

うつ病の治療に用いられる認知行動療法の中に、行動活性化というものがあります。やる気が起きないから行動しないのではなく、やる気がなくてもできることをやってみて、少しずつ気分を変えていくテクニックです。ポイントは、「短時間で簡単にできることから始めること」「事前に時間と方法を決めておくこと」の2つです。例えば、コンビニに行って甘いものを1つ買ってくる、近くの本屋に行って好みの表紙の本をリサーチする、などです。これは朝だけに限らず、心身のエネルギーが低下してしまっていると感じた時や、活力を上げたい時にも応用できます。休日を積極的に楽しむことで、休み明けから仕事モードへの切り替えもうまくいくようになります。

さらに、平日と同じくらいの時間に起きて行動するように休日の計画を立てておけば、起床時間のずれも最小にすることができ、睡眠のリズムが崩れないという効果も得られます。気分が晴れるだけでなく、睡眠リズムも崩れない、まさに一石二鳥の方法です。

相談
12

夜勤中の眠気に対処する方法を教えて

夜勤で勤務している時、消灯して比較的落ち着く時間帯になると、とてつもない睡魔が襲ってきます。朝の配薬のために薬を準備したり、点滴の輸液準備をしたりしている時など、ふと「一瞬記憶が飛んでいた」ことに気づくこともあります。患者さんの前で何かをしている時には大丈夫なのですが、ナースステーションにいる時に耐えられないほどの眠気が襲ってきてつらいです。ストレッチをしたり、目薬をさしたり、エナジードリンクを飲むなどして対応していますが、効果が長続きしません。仮眠を取る時間もありますが、起きられるか心配なので眠いのを我慢して起きています。眠気の対処法はありますか？

アドバイス12

ミスを防ぐためにも仮眠を取ろう

夜勤は日勤よりも比較的業務が落ち着いていて、環境的にも眠くなりやすいことがあります。その半面、配薬や点滴の準備など、いつも以上に神経を使わなければならない業務もあり、居眠りしてしまうと大変危険ですね。針刺し事故や輸液の混合ミスなど、重大なミスを起こさないために眠気対策は重要です。

夜勤中は深部体温リズムが下がっている時間帯なので、身体の活動レベルが下がり、起きていることが難しい状況になります。仮眠を取ることができるのであれば、日勤の体内時計のリズムに合わせて、夜中の仮眠が取れる時間に１～２時間休みましょう。１日の中で一定の時間固定して眠ることができれば、深部体温リズムのずれを最小限に抑えることができます。そのため、夜勤中に仮眠が取れる時には無理して起きているよりも、眠る方が身体にとって負担が少なくなります。仮眠の後、起きられないことが心配であれば、横になって目を閉じて休むだけでもＯＫです。仮眠を取らないよりも、深部体温リズムに沿って仮眠を取ることの方が、その後の業務の効率を上げるためにも重要です。

▼眠気のサインを感じたら、こまめに目を閉じてみる

身体は眠気を引き起こして、休むようにサインを出します。しかし、そのサインを感じても眠らずにやり過ごしてしまうと、活動できる限界を超えてしまい、使っていない脳の一部分を強制的にシャットダウンします。この状態をマイクロスリープといいます。マイクロスリープが起こっている時には、5割以上の割合でちょっとしたミスをしています。それが輸液の混合ミスや、配薬ミスにつながることがあるかもしれません。マイクロスリープはほんの数秒で起こるものなので、本人は気づいていないことがほとんどです。眠気は脳が十分に活動するために休ませようとするサインですので、眠気のサインを感じたら、作業を一時中断して目を閉じましょう。1分でも脳を休ませることができれば、その後の脳の活動は上がります。

睡魔が襲ってくる時間帯がだいたいわかっているのであれば、その時間の1時間前に目を閉じるとよいでしょう。しかし、夜勤中はいつ何が起こるかわからない状況であるため、業務が落ち着いたタイミングで眠くなってしまうことがほとんどではないでしょうか。そのため、一定の決まった時間に目を閉じる時間をつくるのではなく、点滴を準備する前やカルテを書き始める前、ラウンドに行く前

など、何かをやり始める前にすることをオススメします。夜勤明けに運転をして帰る人は、眠気を感じていなくても運転前に目を閉じることが大切です。眠気を感じやすい人は、こまめに目を閉じることで眠気を解消しやすくなる傾向があるので、ぜひ実践してみてください。

相談
13

長く眠っているのに、とにかく眠くて勉強ができない

学生の頃から、たくさん眠ることが好きです。看護師になってからも、夜勤の時は眠くなるし、日勤の後も帰ったらすぐに眠ってしまうことがよくあります。休みの日には何もしないで1日12時間眠っていることもあります。仕事以外の時間に、疾患や看護ケアについて勉強をしたり、看護セミナーに参加したりしたいと思ってはいるのですが、常に眠いので勉強がはかどりません。長く眠った日でも、起きてからボーッとしてしまい、もっと眠りたいと思うことも多いです。眠いのは睡眠が足りていないのでしょうか？ もっと睡眠時間を増やした方がよいのでしょうか？

アドバイス13

▼勉強と睡眠のメリハリをつけて、睡眠圧をためる

身体は活動と休息のメリハリがつけばつくほど、睡眠の質がアップしやすくなります。常に眠いと感じている人は、ウトウトしたり、細切れで眠ったりしていることが多いです。起きている間、脳の中には徐々に睡眠物質がたまります。睡眠物質がたまればたまるほど、眠った時に深い眠りに入ります。睡眠の質を高めるには、帰りの電車や帰宅後のソファなどでウトウトしてしまうことを減らしてみましょう。起きている間にためた睡眠物質は、ウトウトした瞬間になくなってしまい、睡眠の質を高める睡眠圧（眠ろうとする力）が下がってしまいます。眠っているのに疲れが取れず、眠り足りないと感じている人こそ、起きる時は起きる、眠る時は眠る、というメリハリを意識し、中途半端にウトウトするのはやめましょう。

ご相談のケースは、睡眠時間が足りていないというより、睡眠が分散してしまって、質のよい睡眠が取れていない可能性があります。どうしても眠くなったら、無理に起きているより思い切って眠ってしまい、それ以外の時間はとにかく眠らない、横にならないように意識してみましょう。睡眠をギュっとひとまとめにで

きれば、起きている間に勉強に集中し、夜はしっかりまとまって眠るリズムをつくることができます。

▼光をしっかり浴びて、スッキリ目覚める

メラトニンは増えると眠くなり、減ると頭がスッキリしてきます。朝起きて外出をする日はよいですが、外出せずに部屋の中で過ごしていると、外からの光は十分に身体に届かず、なんだかスッキリしないと感じることがあるでしょう。翌日スッキリと起きるためにも、前日に十分な量の光を浴びなければなりません。勉強をする時は、日当たりのよい部屋や外出してカフェの窓際でやるなど、光を脳に届けながら行うとよいでしょう。

▼睡眠時無呼吸症候群の疑いがあれば医療機関へ

もし、睡眠時間を十分に確保しているのに昼間に耐えられないほどの眠気がある場合は、いびきや睡眠時に無呼吸が起きている可能性があります。

いびきは、眠る前にお酒を飲み、筋弛緩作用で気道が緩んで狭くなることが原因として考えられます。

いびきの対策として、うつぶせ寝（前傾側臥位、図表3）で眠る方法がありま

す。

また、普通は眠っている間は鼻呼吸をしますが、口呼吸をしているといびきが起こりやすくなります。眠っている間に鼻呼吸に誘導するために、口にテープを貼って眠ってみましょう。もし、朝にテープがはがれていたら、眠っている間に口呼吸になり、知らず知らずのうちに自分ではがしている可能性があります。

まずは、うつぶせ寝や口テープなどで鼻呼吸へ誘導してみましょう。それでも眠気が改善されなければ、医療機関に相談してみるとよいでしょう。最近は、自宅で簡易的な機械を装着して一晩眠るだけで睡眠時無呼吸症候群（ＳＡＳ）の検査ができるようになっています（１５６ページ参照）。

図表3　うつぶせ寝のイメージ

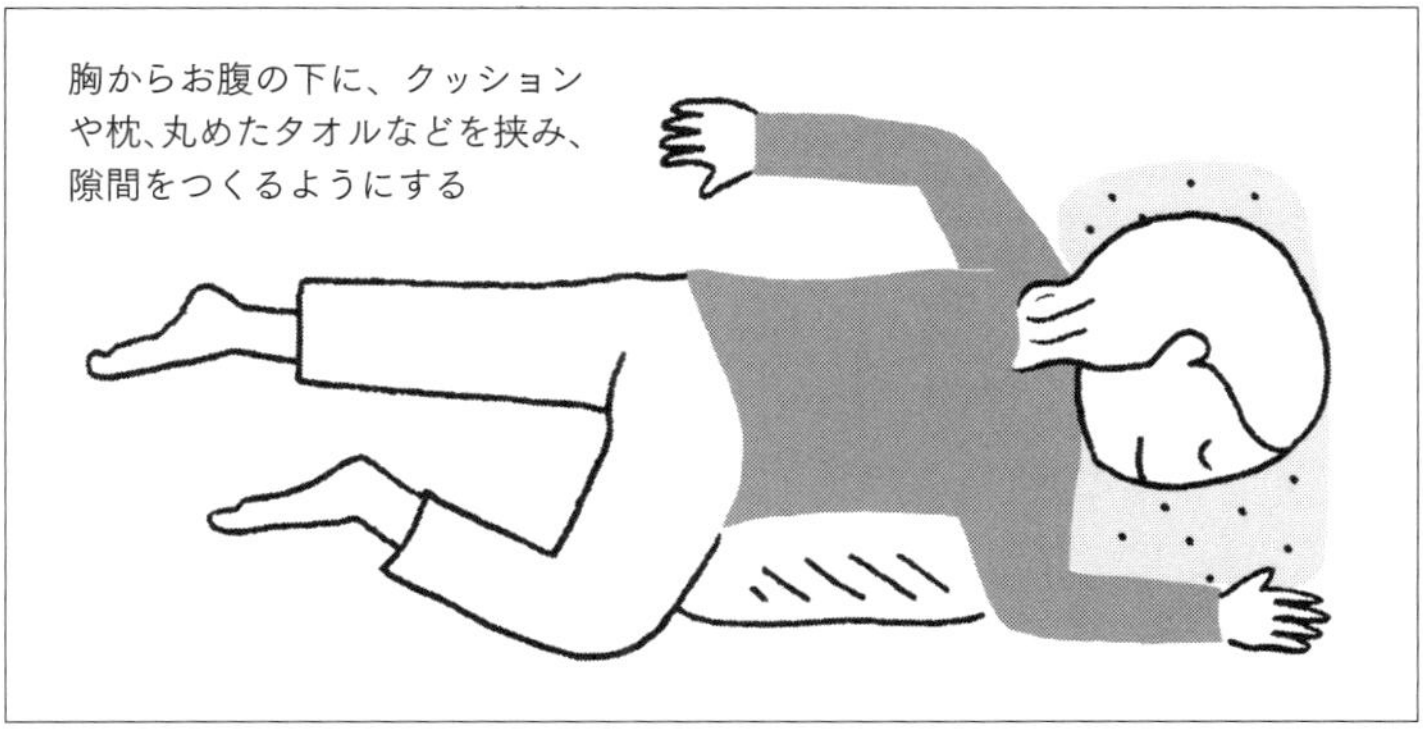
胸からお腹の下に、クッション
や枕、丸めたタオルなどを挟み、
隙間をつくるようにする

相談 14

眠るためにお酒を飲み、トイレで目が覚めてしまう

看護師になってから、睡眠について悩むことが増えました。変な時間に起きてしまったり、朝起きられなかったりします。その中でも特に、眠りたいのに眠れないことがつらいです。睡眠薬は依存性がありそうで怖いので、眠るためにお酒を飲むことが多くなりました。眠れるようにはなりましたが、トイレで起きた後、眠れなくなってしまい、続けて眠れる時間がどんどん短くなっている気がします。お酒はリラックスする方法の1つにもなっているので、止めることは難しいのですが、お酒を楽しみつつ睡眠の質も改善する方法はありますか?

アドバイス 14

▼眠るための飲酒の習慣はやめよう

睡眠薬代わりのお酒は、睡眠薬よりもクセになりやすく、依存性が高いといわ

れています。眠るためにお酒を飲む習慣がある人は、習慣で飲まなくても眠れる時にまで飲んでしまう傾向があります。アルコールには、気分転換や緊張をほぐすなどのリラックス効果があるため、眠る前にお酒を飲むと寝付きやすいと感じる人もいるでしょう。一方で、途中でトイレに起きたり、一度目が覚めたりすると、再び眠るのが難しい場合もあるのではないでしょうか。これは、少量のアルコールは脳の興奮を鎮静する働きがあるため、寝付きがよくなったと感じますが、2~3時間後にアルコールが体内から抜けた後には、浅い眠りになってしまうことが原因です。お酒の力を借りて眠っても、途中で目が覚めて再び眠れなくなるなど、結果的に睡眠の質は悪くなります。また、眠るための飲酒の習慣に身体が慣れてくると、次第に飲んでも眠れなくなっていき、アルコールの量が増えていくことになりかねません。眠るための飲酒の習慣がある場合は、医療機関を受診してお酒の代わりに睡眠導入薬を試した方がよいかもしれません。

▼お酒は眠る3時間前には飲み終える

適量のお酒は、気分転換やリラックス効果があり、周りの人とのコミュニケーション手段になるなど多くの利点があります。楽しんで飲むお酒は決して悪いものではありません。飲み過ぎて身体に負担をかけたり、睡眠の質を低下させたりしないために、就寝する3時間前までに飲み終わること、お酒を飲む前に水を1杯飲み、飲んでいる合間にもお酒1杯につき水1杯の割合で飲むことを意識しましょう。アルコールと水分をバランスよく体内に取り入れることで、お酒による脱水症状を防ぐことができます。

第4章

看護師ライフを変える不規則勤務克服法

1 交代勤務者の健康リスク

看護師の睡眠を考える際に特に重要なのは、「交代勤務がある」ということです。労働者健康状況調査によると、日本人の約2割が交代勤務に従事しているといわれています。残りの8割は「朝起きて、昼間活動し、夜眠る」という生活を送っており、動物で例えるなら昼行性といえます。

夜は寝て、朝に目覚め、目覚めた時に浴びる光が身体リズムを調整する役割を果たします。交代勤務は、その身体リズムに逆らう活動であることから、さまざまな弊害があることが報告されています。

▼短期的健康リスク

起床時間がバラバラな生活リズムは、心身の不安定につながります。寝不足のまま夜勤を行ったり、睡眠のリズムが崩れたりすることで、ストレスがたまりやすくなります。また、疲労が抜けないことが仕事中のミスやイライラにつながり、看護業務や人間関係に影響が出る場合もあります。

▼中期的健康リスク

日本のコホート研究（ＪＡＣＣスタディ）によると、交代勤務者の虚血性心疾患のリスクは、日勤者と比較し2・3倍高くなるといわれています。２００８年、20代の看護師が夜勤による加重労働で脳・心疾患の労災認定をされたケースがありました。睡眠不足により、心拍数が上昇し心臓など循環器系に影響が出ることも報告されています（ＪＡＣＣ報告、２００６年）。

▼長期的健康リスク

ＷＨＯの国際がん研究機関が、交代勤務者は乳がんや前立腺がんになりやすいと報告しました（２００７年）。夜勤中は照明の下で勤務するので、夜間に分泌されるメラトニンの量が抑制されることから、女性はエストロゲンが、男性はテストステロンが多く分泌され、乳がんや前立腺がんのリスクが高まるのではないかといわれています。

2 看護師の夜勤に対する国際基準と原則

夜勤は、心身に影響があるものとして認識されています。ＩＬＯ（国際労働機関）では、国際条約で「看護職員の雇用および労働と生活の条件に関する条約」Convention concerning Employment and Conditions of Work and Life of Nursing Personnel:C149と「看護職員の雇用および労働と生活の条件に関する勧告」Recommendation concerning Employment and Conditions of Work and Life of Nursing Personnel:R157を定めています。※1 また、夜勤時の心身に関する影響を抑えるために、次の2つの原則が定められています。

勤務表を作成する際などには、これらの情報が参考になるでしょう。

▼ルーテンフランツ9原則※2**（1981、1982年）**

①夜勤の継続は最小限にとどめるべきである

②朝の始業開始時間は早くすべきではない

③勤務の交代時刻は、個人レベルで融通性を認めるべきである

④勤務の長さは、仕事の身体的・精神的負担の度合いによって決めるべきで、夜勤は日勤より短時間が望ましい
⑤短い勤務間隔時間は避けるべきである
⑥少なくとも終日オフの2連休の週末連休をいくつか配置すべきである
⑦交代時間の方向は正循環がよい
⑧交代周期（シフトの一巡）の期間は長すぎてはいけない
⑨交代の順序は規則的にするべきである

▼ポワソネのヘルスワーカー6原則※2**（2000年）**

①夜勤はできるだけ少ないほうがよい。できない場合は、交代周期（シフトの一巡）は長期より短期のほうがよい
②長時間に渡る勤務（9～12時間）は、業務負担（仕事の性質や量）が適切である場合のみ検討が可能であり、かつ、その際は疲労の蓄積や有害物質への暴露は最小にすべきである
③朝の始業開始は、早い時間（例：6時）を避ける
④十分な勤務間隔時間のない勤務帯での勤務（例：同日の深夜勤→準夜勤）は避

ける

⑤連続勤務日数は5日~7日までとする。少なくとも終日オフの2連休の週末連休をいくつか配置すべきである

⑥交代時間の方向は正循環がよい（位相後退、時計周り：日勤→準夜勤→深夜勤）

※1　「看護職員条約」、1977年6月、第63回ILO（国際労働機関）総会で採択

※2　日本看護協会ホームページより引用
https://www.nurse.or.jp/nursing/shuroanzen/yakinkotai/principle/index.html

3 夜勤対策①
二交代勤務を乗り切るポイント

このように、さまざまな弊害が報告されている交代勤務や夜勤勤務ですが、それを嘆いていても仕方がありません。夜勤や早出などのイレギュラーな勤務が入る可能性がある場合、最も大切なのは普段の夜間睡眠を充実・安定させることです。たとえ勤務に関係なくても、早起きや遅寝をしなければならない日というのはあるものです。それによって睡眠リズムや深部体温リズムがずれてしまうことは、当然の健康的な反応といえます。

重要なのは、イレギュラーを習慣化・固定化させないことです。一時的にリズムが乱れても、体温調整や睡眠圧（眠ろうとする力）を利用してできるだけ早く元のリズムに戻すことができれば、しっかりと睡眠を取ることができ、身体の回復も早まります。

ここからは、よりよい看護師ライフを送るために、睡眠をどのようにマネジメントしていけばよいのか、夜勤対策を中心に考えていきたいと思います。

ケース1　二交代勤務

ここに、夜勤のある2人の看護師の1週間の過ごし方をまとめた記録があります（図表1）。Aさんも Bさんも、普段は日勤で仕事をしていますが、月に数回の夜勤があり、夜勤明けの翌日は休日になる勤務サイクルです。

Aさんは寝付きが悪かったり途中で起きてしまったりすることはなく、一見睡眠には問題がないようにみえますが、寝ても疲れが取れず、いつも何となく調子が悪いと感じています。業務が忙しくなるとイライラしやすくなり、ミスも増えているようです。

一方、Bさんは忙しい中でもいきいきと仕事ができていて、休みの日も出かけたり趣味を楽しんだり、充実した生活を送っている様子。

この2人の違いは、一体どこにあるのでしょうか。5つのポイントから検討してみましょう。

▼ポイント1　休日の過ごし方：前日は早く寝る

まずは、2人の休日の過ごし方をみてみましょう。Aさんは平日よりも遅い時

図表1　二交代勤務よい例・よくない例

いつも疲れているAさん

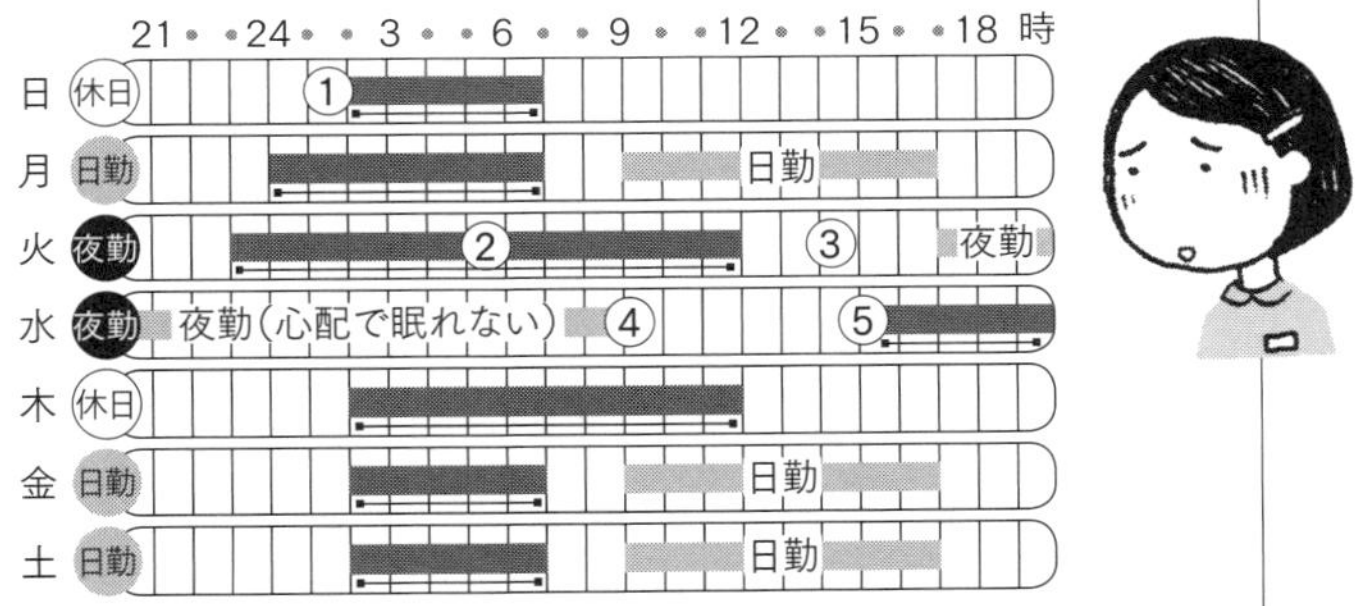

①休みの夜の睡眠が短い（自分の時間を確保）→睡眠の量が不足
②夜勤前（昼は休み）の起床が遅い→深部体温リズムがずれる
③夜勤前に仮眠をしない→生活リズムがずれる
④夜勤中も起床が不安で仮眠をしない→深部体温リズムがずれる
⑤夜勤明けは夜の睡眠前に仮眠をする→睡眠圧を失う

いつも元気なBさん

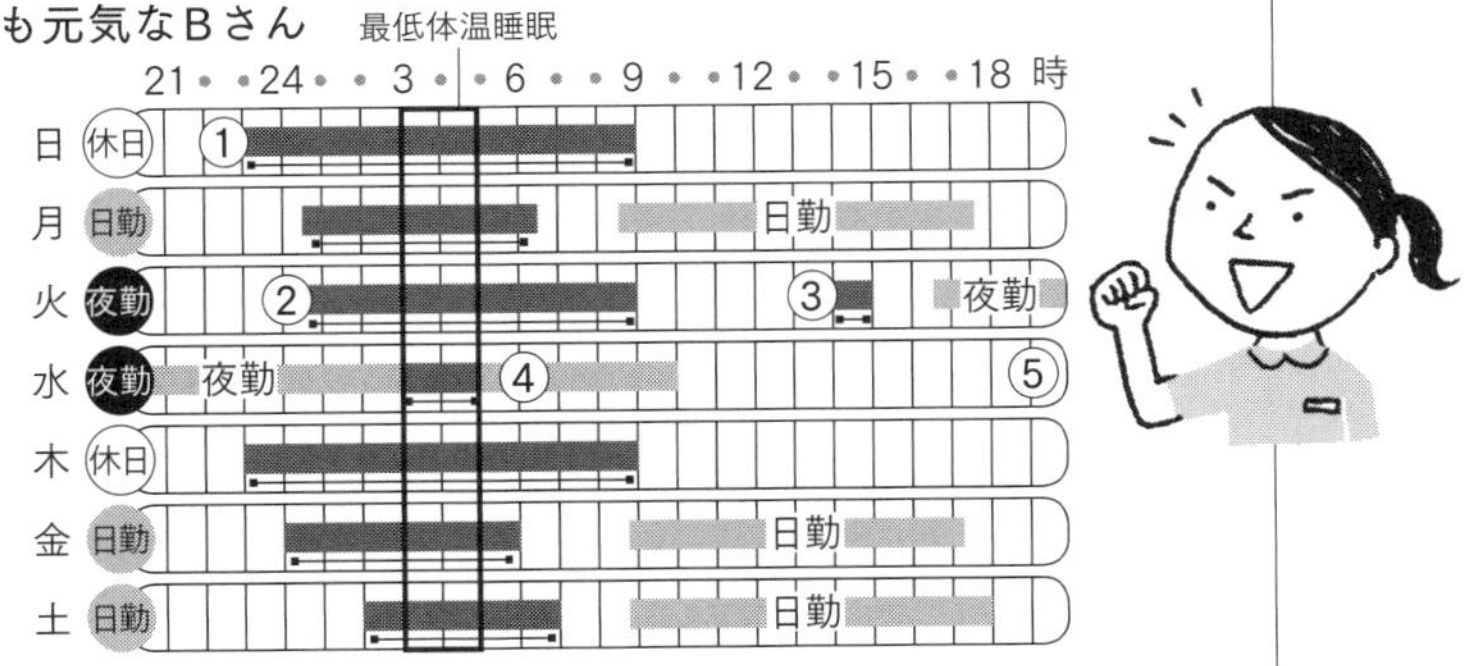

①休みの夜の睡眠が長い（23時に眠る）→睡眠の量が確保できる
②夜勤前の起床が早い（9時に起床）→深部体温リズムのずれが少ない
③夜勤前（起床6時間前後）に仮眠をする→生活リズムのずれが少ない
④夜勤の最低体温時に仮眠をする→深部体温のずれが少ない
⑤夜勤明けは夜まで眠らない→睡眠圧を高めて睡眠を充実させる

勤務時間　眠っていた時間　布団に入っていた時間

間（2時）に寝ています。Bさんは普段通りか、普段よりも早め（23時）に寝ています。

仕事が終わり、明日が休みだという開放感から、ついつい夜ふかしをしてしまいがちですが、休日は自由に睡眠時間をコントロールできるチャンス！　休日の予定はなるべく午前中や昼に入れるようにして、平日と起床時間のずれを小さくする生活リズムを心がけましょう。

睡眠時間の目安は1週間で50時間程度といわれています。夜勤で十分な睡眠時間が取れない場合は、平日にちょっと早寝をするか（15分程度）、休日にまとまった睡眠時間（プラス1～3時間程度）を取ることでカバーできます。

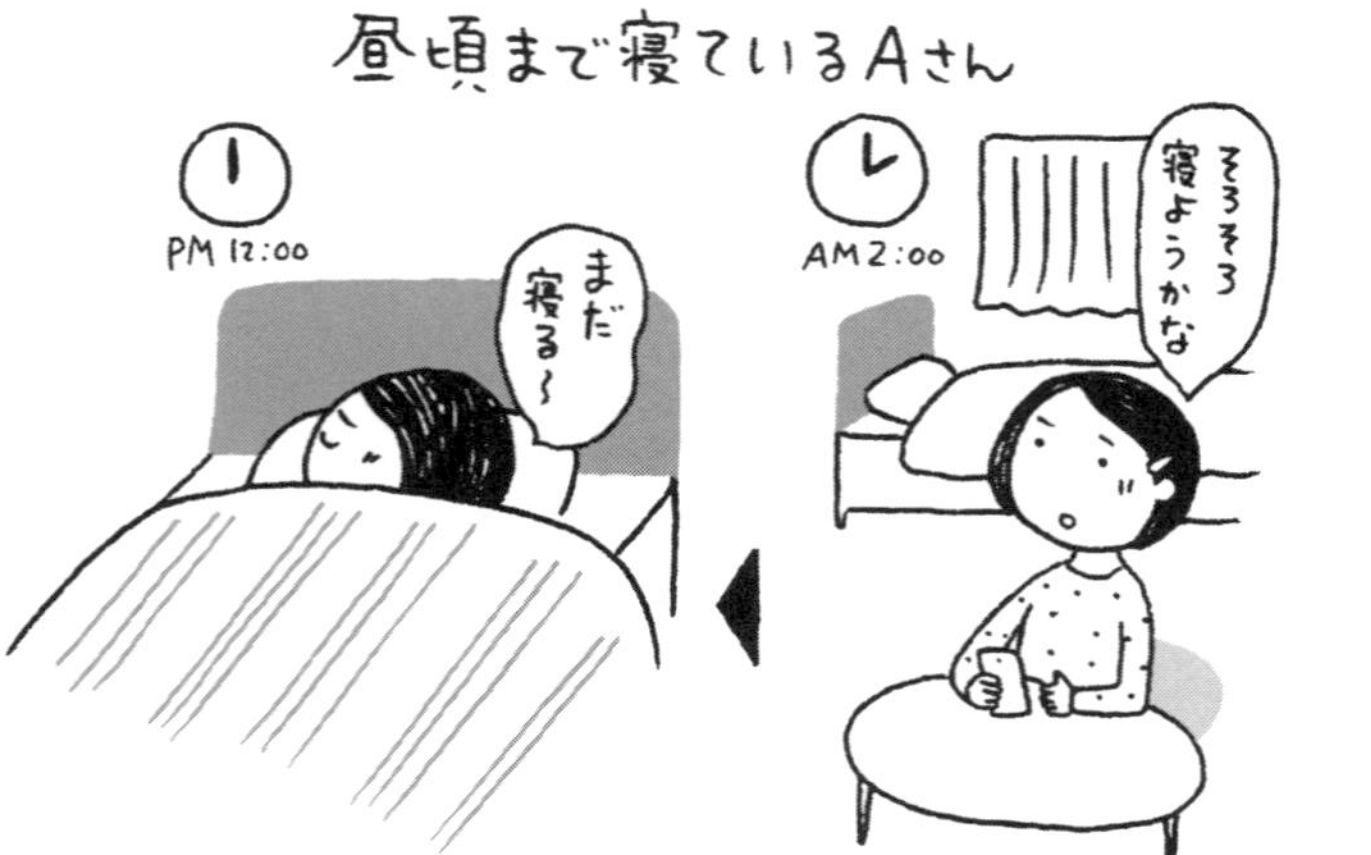
昼頃まで寝ているAさん
AM2:00
そろそろ寝ようかな
PM12:00
まだ寝る～

▼ポイント2　夜勤前、朝の過ごし方：朝寝坊は3時間まで

日勤の起床時間は、AさんもBさんも6～7時頃です。ただし、夜勤の日の起床時間は、Aさんは12時、Bさんは9時と大幅な差があります。

深部体温リズムは、朝の光によって調整されます。3時間以内であれば、数日でリズムは戻ってきますが、普段より長く寝て起床時間が遅れてしまうと、深部体温リズムが後ろにずれたまま、日勤のリズムに戻りにくくなってしまいます。

夜勤前の起床時間のずれは3時間以内にしましょう。

Bさんの起床時間は6～9時なので、3時間以内に収まっています。Aさんは夜勤の日以外は7時起床なので、夜勤の日もせめて10時までに起床するようにすると、深部体温リズムのずれを少なくすることができます。

▼ポイント3　夜勤前の過ごし方：仮眠を取る

深部体温リズムをずらさないように、起床時間のずれは3時間以内にすることが理想ですが、その分、夜勤前に仮眠を取ることをオススメします。

一度起きて部屋を明るくし、起床時間の6時間前後を目安に、1～2時間の仮眠を取ってみてください。これにより、深部体温リズムのずれを少なくできるだ

けでなく、睡眠不足を解消することもできます。

▼ポイント4　夜勤中の仮眠の取り方：起床時間の2時間前に1～2時間

夜勤中は、仮眠のために数時間の休憩時間が設定されていることが多いと思います。仮眠室や休憩室に行っても寝付けなかったり、逆に寝過ぎてしまったりすることがあるかもしれません。

Aさんは起きられないことを心配して、休憩時間に仮眠を取っていませんでした。Bさんはしっかり2時間前後の仮眠を取っています。

夜勤中は、できれば1～2時間程度、仮眠を取るとよいでしょう。仮眠を取る時間

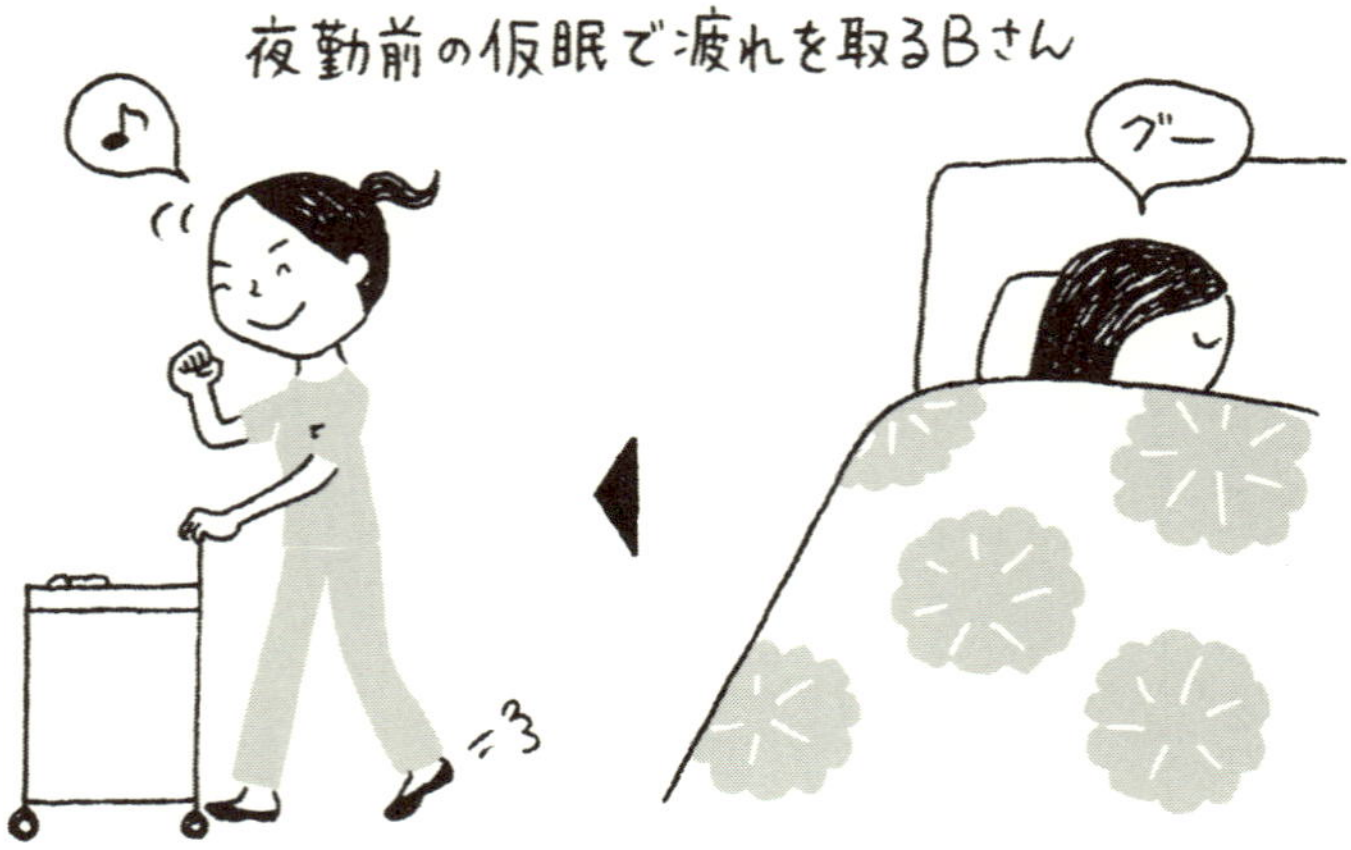

帯は、普段の起床時間の2時間前前後（6時起床の場合は4時前後）がオススメです。この時間帯は深部体温が最低温度になるため、リズムのずれを小さくしてくれます。

上手に仮眠を取るコツは、①ベッドでは眠る以外のことをしない、②起きる時間を3回唱えて眠る、の2点です。また、眠る時に耳から上を冷やしたり、首や仙骨を温めるのもオススメです。普段、眠る際に行っていることを実行してみるのもよいでしょう。眠る前の習慣をつくっておくと、それを実行するだけで身体は睡眠モードに入りやすくなります（86ページ参照）。

▼ポイント5　夜勤明けの過ごし方：昼〜夕方は活動し、夜眠る

Aさんは夜勤明けに帰宅し、少しだけ仮眠するつもりが、夕方まで寝てしまいました。一方Bさんは夜勤明けにそのまま買いものに行ったり家事をしたりして過ごし、夜は早めに寝ています。

夜勤明けは疲れていて、できるだけ早く眠りたいという人が多いと思いますが、そこを我慢して眠気を後ろにずらしていくと、睡眠圧（眠ろうとする力）が高まり、充実した夜間睡眠を取ることができます。

もし、夜勤明けに眠くて仕方がない時は、夜勤明け直後のお昼頃までに仮眠を取るとよいでしょう。その際は、部屋のカーテンを開けて明るくして眠る、座って眠る、アラームを設定する、自己覚醒法（起きる時間を3回唱える）を使うなど、長く寝過ぎないように工夫してください。

▼二交代勤務を上手に乗り切るポイント

①休日前は早めに眠って、休日は午前中に起きる
②夜勤前でも起床時間のずれは3時間以内にし、仮眠を取る
③夜勤中は普段の起床時間の2時間前を目安にできるだけ仮眠を取る
④夜勤明けは夜まで眠らない

4 夜勤対策② 三交代勤務を乗り切るポイント

前節の「二交代勤務を乗り切るポイント」では、起床時間を一定にする重要性について述べましたが、「自分は三交代勤務だから無理」と思われた人も多いかもしれません。

三交代勤務は一般的に、日勤（8時～16時）・準夜勤（16時～24時）・深夜勤（24時～8時）を繰り返す勤務形態のことです。日勤→深夜勤→準夜勤と1日ずつ変化していくパターンや、日勤が数日続いた後、休日を挟んで準夜勤が数日続き、その後、日勤に戻るパターンなど、三交代勤務といってもさまざまな形態があります。日勤の起床時間を6時頃と仮定すると、夜勤時のその時間帯は勤務中ですから、起床時間を一定にそろえるというのは現実的に難しそうです。

三交代勤務で特に睡眠に影響するのが日勤→深夜勤→準夜勤と1日ずつ変化していくパターンです。私たちは、「起床時に光を浴びる」という方法で体内時計のずれを調整しているわけですが、身体は1日につき1時間程度のずれしか調整できません。勤務開始時間が大幅に変化していくと、身体のリズムが変化についていけずに、不眠や業務中の眠気などの不調として現れることが多いのです。

「だったら、どうすればよいの？」という声が聞こえてきそうですね。ここで大切になってくるポイントは、次の2つです。

①就寝時間・睡眠時間を毎日同じにする必要はない

②1日単位ではなく、数日単位で睡眠リズムをつくる

▼必要睡眠時間は1週間50時間、数日かけての調整可能

「睡眠のリズムを改善・安定させる」というと、多くの人は就寝時間を一定にするところから始めます。もちろん、それも悪いことではないのですが、睡眠リズムの安定に影響するのはあくまでも起床時間であり、就寝時間を一定にすることには、それほど大きなメリットはありません。同様に、毎日同じ睡眠時間を確保する必要もないのです。睡眠時間が不足していれば、次の睡眠の最初の時間帯に質のよい睡眠が優先的に訪れるので、毎日必ず23時～6時までの7時間眠らなければいけない、ということはありません。

また、必要な睡眠時間は個人や年齢によって差がありますが、平均して「1週間で50時間」といわれています。1日平均7時間強ですが、これを1日で取るの

ではなく、2日で14時間、3日で21時間というふうに考えてもよいのです。「絶対に23時までに寝なきゃ！」と考えるよりも、少し楽になる気がしませんか？

ケース2　三交代勤務（日勤→深夜勤→準夜勤→休日）

基本的なポイントは、二交代勤務の場合と大きくは変わりません。三交代勤務の場合、3つの勤務形態（日勤、準夜勤、深夜勤）のうち、どの勤務帯を自分の基準にするかで起床時間などは変わります。基準は、回数が多い勤務時間帯や同居する家族の生活時間帯など、自分にとって都合のよい時間で考えればよいでしょう。

ここでは、日勤の起床時間（6時起床、8時勤務開始）を基準に考えていきます（図表2）。

▼ポイント1　週4日以上は、基準となる起床時間に起きる

準夜勤の日は、勤務開始が夕方からになるので、ついつい、いつもより遅くまで眠ってしまいがちです。しかし、そうすることで深部体温リズムのずれが大き

図表2　三交代勤務（日勤→深夜勤→準夜勤）モデル

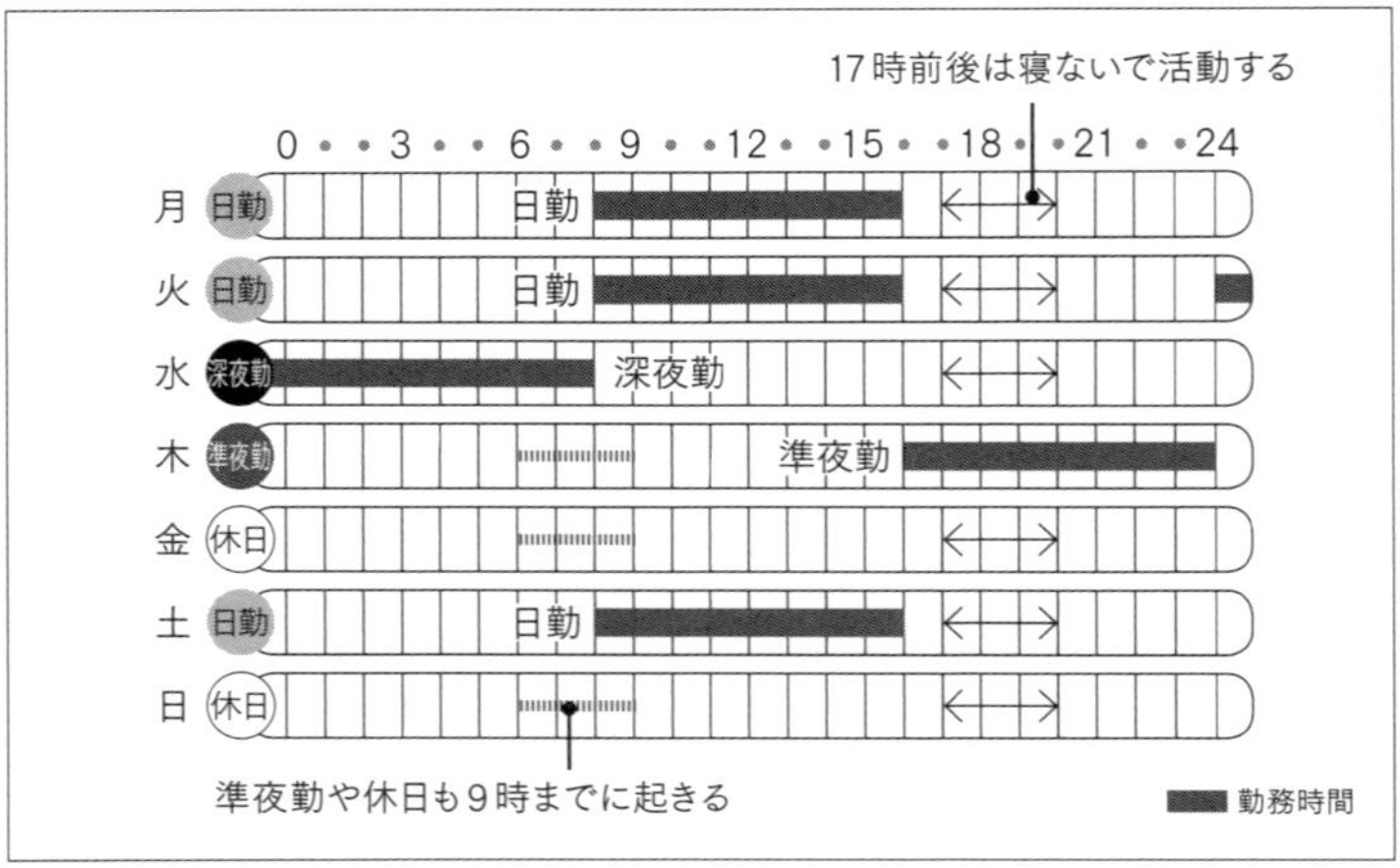

くなり、眠りたい時に眠れない、起きたい時に起きられないなどの問題が起こりやすくなります。準夜勤の日や休日の朝は、できるだけ日勤と同じ時間に起きるようにしましょう。休日の朝6時に起きるのは難しいかもしれませんが、起床時間の差を3時間以内に収めるために、9時までに起きることを意識すればよいのです。

基準となる起床時間に起きる日数の目安は、週4日以上です。日勤・準夜勤をレギュラーな日、深夜勤をイレギュラーな日とするなら、図表2の場合、イレギュラーな日（深夜勤）である水曜日以外は、起床時間を6〜9時にそろえることが可能です。

▼ポイント2 「脳を休める」ことを意識して仮眠を取る

日勤と深夜勤の間は、十分に休む時間を取れないことも多いと思いますが、可能であれば1~2時間の仮眠を取ることをオススメします。ただし、日勤が終わった直後は交感神経が高まっているので、すぐに眠りにつくのは難しいかもしれません。そんな時は無理に眠ろうとせず、目を閉じて横になり「脳を休める」ことを意識することが重要です。

日勤後の深夜勤は疲れがたまり、勤務中に眠気を感じることが多いでしょう。そんな時は、「多層性睡眠」という草食動物の睡眠の取り方を真似してみるのもよい方法です。人間は通常、夜間にまとめて睡眠を取る単層性睡眠です。一方、草食動物はまとめて睡眠を取ると肉食動物に食べられてしまう恐れがあることから、短い睡眠を何度も取る多層性睡眠を行います。これを参考に、短い仮眠を何度も取る方法を試してみるのはいかがでしょうか。具体的には、自分の基準となる起床時間からさかのぼって90分に1回、短い仮眠を取るのです。例えば6時起床が基準であれば、6時→4時半→3時→1時半→24時→22時半→……といった具合です。仮眠は1回につき2~3分、目を閉じるだけでOKです。これを眠くなる前の時間帯から始めることで、たまった脳の疲れを少しずつ解消し、眠気や注意力低下を防ぐことができます。

また、夜勤中に仮眠を取るタイミングは、二交代勤務と同様に、基準起床時間の2時間前（基準起床時間の22時間後）に1～2時間取るのがオススメです。6時起床の場合は4時頃になります。

▼ポイント3　夜勤明けは早めに仮眠し、17時前後は活動的に過ごす

夜勤明けに仮眠を取る場合は、早めの時間帯に眠るようにしましょう。ただし、夜勤明けはすぐに眠れないという人は、ベッド以外の場所でゆっくり過ごし、眠れそうになるまで待った方がよいでしょう。無理に眠ろうとすると、かえって眠れない記憶が根づいてしまい、ますます眠れなくなってしまうことがあります。

起床時間の11時間後は、深部体温が高い時間帯になりますので、その前後はゆっくりと過ごすより、積極的に活動することをオススメします。図表2でいうと、起床時間（6時）の11時間後である17時前後は眠ることを避け、買いものや散歩、部屋の掃除などをして、活動的に過ごしましょう。

▼ポイント4　睡眠圧を浪費しないよう、本睡眠前は眠らない

深夜勤が終了して帰宅し、午後から夕方にかけて強烈な眠気に襲われることはありませんか？　また、休み明けの日勤が終わり、少し休むつもりが夜中まで爆睡してしまった経験はありませんか？

起きている間にたまった睡眠圧（眠ろうとする力）を、数時間のごろ寝で使ってしまうのはもったいないことです。日勤や深夜勤の後はなるべく眠らず、夜に向けて睡眠圧をためるようにしましょう。深夜勤明けにどうしても眠い場合は、前述の「ポイント3」の通り、早め（深部体温が最高温度になる17時頃まで）に仮眠を取るようにしましょう。

▼ポイント5　生活習慣を利用して睡眠リズムをつくる

起床時間の調整や仮眠以外にも、睡眠リズムをつくるのに効果的な方法があります。その1つが食事です。特に、朝食を何時に食べるかというのは、リズムをつくるための重要なポイントです。日勤の日の朝食時間が7時であれば、準夜勤や深夜勤明け、休日の朝も、無理のない範囲で、その時間帯に食事をするようにしてみてください。

食事以外でも、入浴、運動、歯みがき、家事など、決まった時間に決まったことをするように意識すると、それを基準にリズムをつくりやすくなります。

▼元気に交代勤務を乗り切っている同僚にも聞いてみよう!

自分の勤務形態に活かせそうなポイントはありましたか? やりやすいことや、試してみたいと感じたことがあれば、2週間続けてみてください。身体のリズムがつくれてきたことを、実感できると思います。

これを機会に、職場の同僚に交代勤務をどう乗り切っているのかを聞いてみるのもよいかもしれません。皆さんの周りに、夜勤を元気にこなし、プライベートも充実している人はいませんか? その人は、睡眠や生活のリズムがうまくつくられていて、安定しているのだと思います。性格的に特別ポジティブだというわけではなく、行動や習慣の結果、よい身体リズムがつくられているのです。

うまくいっている人というのは、意識していなくてもよい習慣をもっています。例えば、家族のために同じ時間に起きて朝食をつくる、朝に必ず洗濯物を干す、夕方の同じ時間帯にスーパーに買いものに行く、などです。そんな人が、よいお手本になってくれると思います。ただし、うまくいっている人と同じ行動を取る必要はありません。日々の起床時間や活動量の高い時間の過ごし方、仮眠の取り方など、参考にできそうなところを取り入れて、自分の身体リズムをつくるのに役立つか試してみましょう。

▼三交代勤務を上手に乗り切るポイント

①自分の基準となるリズムを考える
②基準の時間に起きる日を増やす
③準夜勤や休日の朝でも起床時間のずれを3時間以内に収める
④準夜勤前・深夜勤前・夜勤中に仮眠を取る
⑤夜勤明けは、早めの時間に仮眠し、夕方は活動的に過ごす
⑥本睡眠の前は眠らず、睡眠圧をためる
⑦食事時間などを一定にする
⑧うまく交代勤務を行っている人に聞いてみる

第5章

心身の健康を維持する簡単睡眠療法

1 睡眠に影響する3つのホルモン

「寝る子は育つ」「シンデレラタイム（22時～2時頃）に眠る」など、睡眠に関して身体によさそうな言葉をよく聞きます。これらは、睡眠には単に「寝る」だけの意味ではなく、寝ることで得られる効果への期待が込められています。寝ている時にはいろいろな身体メカニズムが機能しますが、理想的な睡眠を構築するものの1つにホルモンがあります。睡眠に関係するホルモンはいくつかありますが、ここでは主要な3つ（メラトニン、成長ホルモン、コルチゾール）について解説します。

メラトニン

▼寝付きをよくするメラトニン

第1章でもふれましたが、メラトニンは「寝付き」に深く関わるホルモンです。夜に多く分泌され、身体のリズムを調節し、自然な眠りを誘う作用があります。

メラトニンの分泌は光によって影響を受けることがわかっており、光が遮断されると生成され、光を感じると分泌が抑制されます。メラトニンの分泌に関わる光は太陽だけではなく、蛍光灯、パソコンや携帯、スマートフォン、ゲーム機などの光も含まれるため、私たちの周りにあふれています。

メラトニンは、特に蛍光灯など青色に近い光が網膜に入ることで分泌が強く抑制される傾向があるため、夜に使う照明が昼光色や白色LEDの場合には、メラトニンが減り寝付きが悪くなります。スマートフォンやパソコン画面などのブルーライトも、夜間に使用するとメラトニンの分泌を抑制します。

▼メラトニンを抑制しない環境づくり

そうは言っても、夜に光のない生活をすることは難しいものです。そこで、眠りの妨げとなる光を発するものに対して、光を減らす対策をしてみましょう。

・パソコン：パソコン用眼鏡を使用する。
・テレビ、スマートフォン：就寝前の1時間はテレビやスマートフォンはみない。
・部屋の灯り：部屋の電球を電球色に変更する。
・入浴：洗面所や風呂場の照明が昼光色・昼白色である場合は、入浴する際に風呂場の電気を消す（脱衣所の電気は点けたままでよい）。
・寝室の灯り：できれば真っ暗に。それが嫌な人は、足元を照らすライトがオススメ。目（網膜）が光を感じない工夫が大切。

電気のなかった時代には、太陽が沈めば自然に闇に包まれていました。夜に暗くなる世の中ではなくなった現代は、暗闇を自分でつくる時代であり、睡眠も自分でつくる時代になったといえます。

▼メラトニンを増やす食生活

メラトニンはセロトニンから合成されます（図表1）。メラトニンの量を増やして睡眠を安定させるためには、セロトニンを増やす必要があります。セロトニンは私たちの精神状態の安定に影響するホルモンです。例えば、自分でコントロールができないほど感情が高ぶったり、必要以上に我慢したり、あるいはマイナス思考がループしてしまう（グルグル思考）といったことが起きると、脳内の調整物質であるセロトニンが消費されます。セロトニンが消費されることでメラトニンが減少し、睡眠の質が下がって不眠につながってしまいます。つまり、セロトニン不足がメラトニン不足を引き起こし、不眠へとつながっていくのです。

図表1　セロトニン、メラトニンがつくられる仕組み

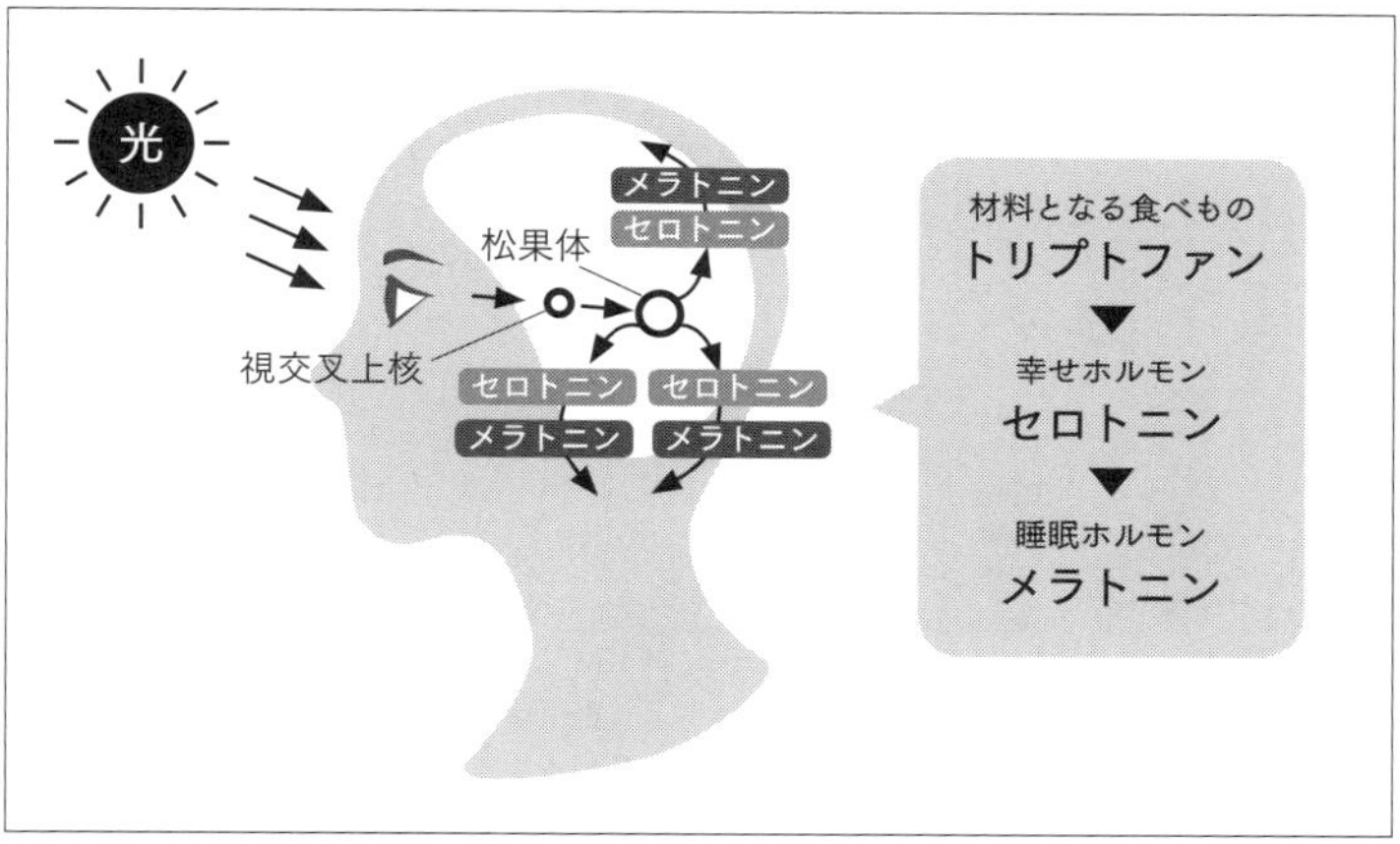

実際、図表2のように、うつ病を発症した患者の30〜40%が、睡眠障害を自覚しています。これは、他の症状と比較しても圧倒的に多い割合です。主に心の問題を扱う心療内科、精神科で、睡眠の治療を行うことが多いのはそのためです。

では、メラトニンを増やすにはどうすればよいのでしょうか。海外ではメラトニンのサプリメントも販売されていますが、メラトニンやセロトニンの前駆物質であるトリプトファンは必須アミノ酸で、食事で増やすことができます。

トリプトファンが多く含まれる食材は、豆腐・納豆・味噌・しょうゆなどの大豆製品、チーズ・牛乳・ヨーグルトなどの乳製品、米などの穀類です。その他、

図表2　うつ病を発症した男女における身体症状の発現状況

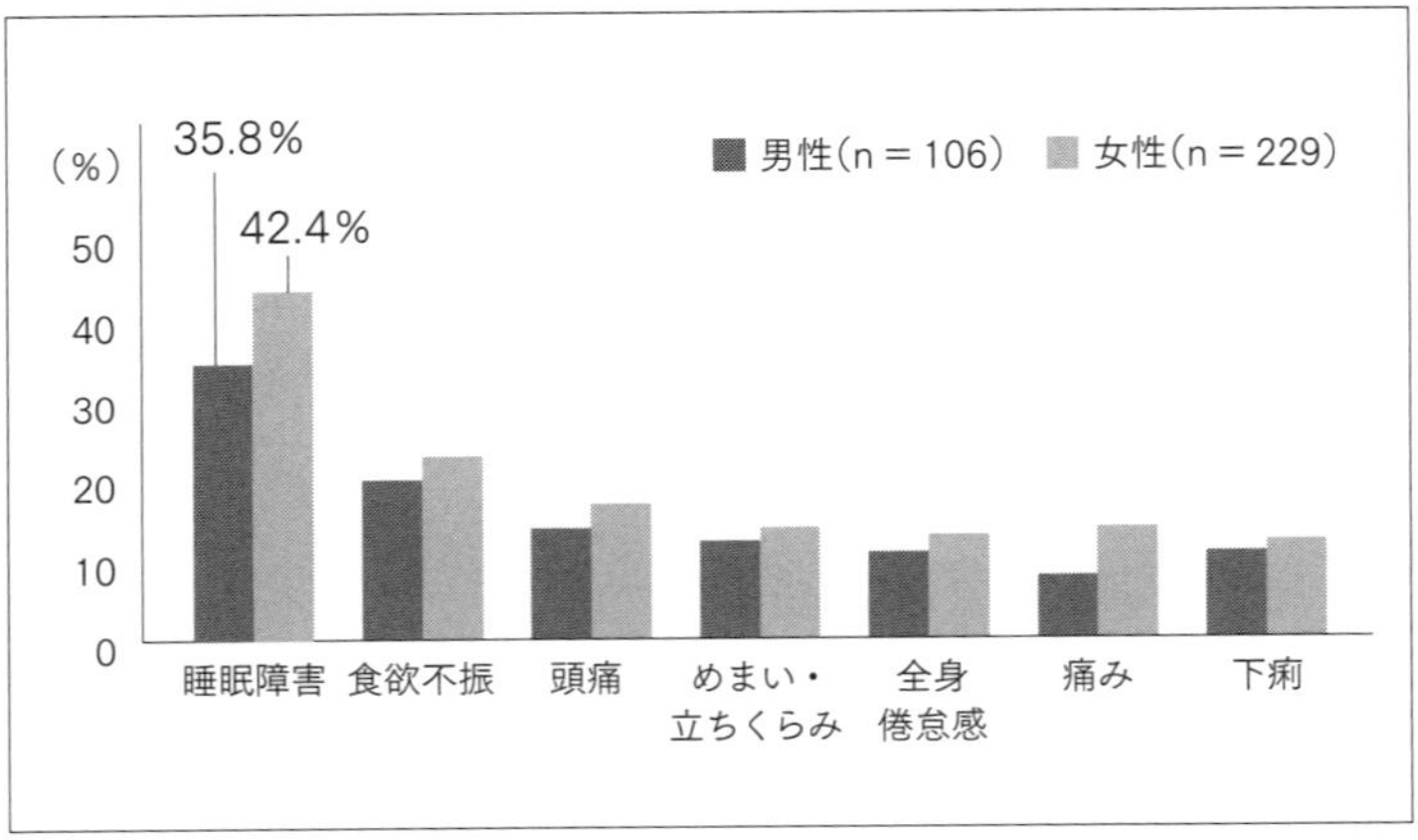

出所：Sugahara H, et al : Psychiatry research. 126 : 151-8, 2004. より改編

ごま、ピーナッツ、卵、バナナにも含まれています。また、脳内でのトリプトファンの合成を促進するためには、ビタミンB_6を合わせて摂取するとよいでしょう。ビタミンB_6は、魚類（サケ・サンマ・イワシ・マグロ・カツオなど）、ニンニク、牛レバー、鶏肉などに多く含まれています。

　忙しい時には、おにぎりとみそ汁に半熟卵を追加したり、サラダにチーズやツナを追加したりするとよいでしょう。要するに、バランスよく食べることが睡眠においても大切なのです。

成長ホルモン

▼睡眠の質を左右する成長ホルモン

成長ホルモンというと、子どもが成長する時に必要なホルモンで、大人には関係がないと考えている人が多いかもしれません。しかし、大人になっても成長ホルモンは分泌され、疲労の回復や細胞の修復など、日々の暮らしに欠かせない重要な役割を果たしています。

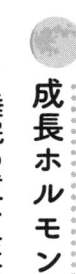

女性は、美容のために22時から2時の間に眠るとよいと聞いたことがある人も多いと思います。これは、成長ホルモンがこのシンデレラタイム（22時〜2時頃）に肌の新陳代謝を活性化すると認識されているためです。しかし、シンデレラタイムは時刻ではなく、睡眠の深さが関係しているといわれています。夜勤などで22時〜2時に寝ることができなくても、シンデレラタイム（男性であればプリンスタイムでしょうか）は自分でつくることができるのです。

成長ホルモンは就寝から最初の約1・5時間〜3時間の間に多く分泌されます。そのため、初めの3時間でいかに深く眠るかが大切になります。「寝る子は育つ」といいますが、「寝すぎる子は育つ」ではないのです。そもそも、忙しい日常生活の中で睡眠のために確保できる時間は限られています。限られた睡眠時間に、効率よく眠ることが必要です。

コルチゾール

▼起床をサポートするコルチゾール

コルチゾールは起床の手助けをしてくれるホルモンです。

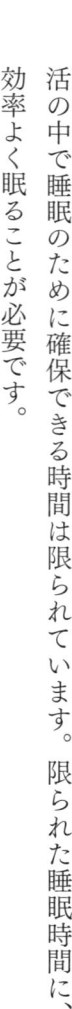

起床時間が毎日同じ時間だと、脳は起床時間の3時間前から血圧や血糖値を高めるコルチゾールを分泌するよう指令を出します。これによって起床の準備が始まるのです。

コルチゾールは、常に同じ時間に目覚めることで起床時刻の3時間前から分泌が始まり、自然に目が覚める働きを助けます。もし、起床時間がずれ、コルチゾールの分泌がピークとなるタイミングとは異なる時間に起床した場合、起床後に一気に分泌が増えることになります。起床時間の乱れは、コルチゾール分泌のタイミングの乱れにつながり、これが原因で頭痛や気分の悪さを感じる人もいます。休日に二度寝をしたり、いつもより遅くまで寝ていたりすると、コルチゾール分泌のタイミングがずれて、どんなに長い時間寝てもすっきりせず、目覚めが悪くなってしまうのです。

また、一時的にコルチゾールが大量に分泌されると、脳が不安定な状態になります。起床時間が遅れてメラトニンリズムが崩れることで、1時間のずれを元に戻すために1日かかるといわれています。つまり、3時間起床を遅らせることで3日間集中力が低下してしまうということです。

2 なぜ、女性に睡眠障害が多いのか

女性特有の睡眠障害の原因

女性の睡眠障害の割合は、男性の1・5〜2倍といわれています。※1 これには、月経前症候群（ＰＭＳ）や月経前不快気分障害（ＰＭＤＤ）が影響しているものと思われます。

スマートフォンアプリなどの普及により、月経を記録して性周期を把握することは一般的になってきましたが、基礎体温や頸管粘液、乳房の張りなどの身体的変化や、「イライラ」「落ち込み」「眠気」などの精神的変化の記録をつけ、婦人科に通っている人は多くありません。20歳代を超えると性周期が安定し、「この時期に生理がくる」と予測できるようになりますが、「排卵」や「黄体期」を意識している人は多くないでしょう。自身の身体的変化や精神的変化を客観的に把握し、性周期の中のどこで最も高いパフォーマンスを発揮できるか（一般的には卵胞期が体調のよい時期とされていますが、黄体期に体調がよいと感じる人もい

図表3　女性の性周期モデル

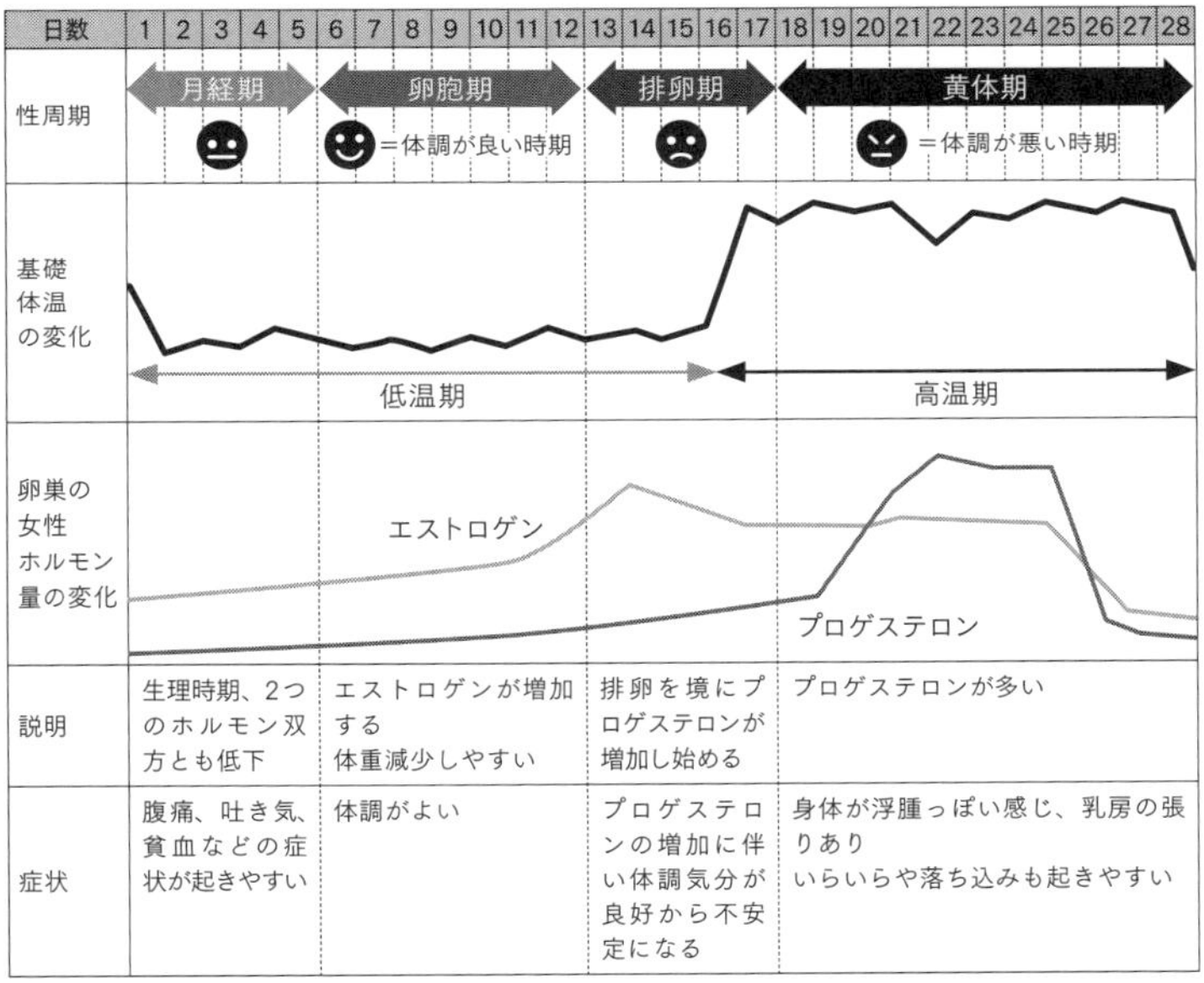

ます）を把握している人は多くありません。

性周期の影響による仕事の生産性の低下は3〜16％[※2]とされており、経済損失の観点からも、社会的な課題としてＰＭＳやＰＭＤＤが注目されています。

▼女性の性周期

女性の性周期は、月経期、卵胞期、排卵期、黄体期に分けられます（図表3）。下垂体からの性腺刺激ホルモン（ゴナドトロピン）である黄体化ホルモン（ＬＨ）と卵胞刺激ホルモン（ＦＳＨ）、卵巣の性ステロイドホルモン（エストロゲン、プロゲステロン）により周期が調節されています。

周期の前半の卵胞期では、ＦＳＨにより血中のエストロゲンが上昇し、排卵後には黄体からプロゲステロンが分泌されます。性周期に関わる女性の主な不調としては、黄体期（月経前３〜10日から月経開始まで）のＰＭＳとＰＭＤＤ、月経期の月経困難症が挙げられます。

月経前症候群と月経前不快気分障害

月経前症候群（ＰＭＳ）は月経前不快気分障害（ＰＭＤＤ）に比べてより精神的な症状が主体となりますが、単なる精神疾患の悪化でなく、月経前に繰り返される気分変調のことを指しています。睡眠障害はＰＭＳ、ＰＭＤＤの症状の１つですが、ＰＭＤＤでは70％の人が過眠や不眠の症状が現れると報告されています。[※3]

▼なぜ黄体期に体調が悪くなるの？

女性が月経時に体調不良になることはよく知られていますが、「月経前の体調不良」については意外と知られていません。思春期の女性を診察していても、「月経に関わって体調が悪くなることはありますか？」と問診すると「生理の時に痛み止めは飲みません」というように「月経に関わる体調の悪さ＝月経困難症」と考えることがほとんどで、月経前症候群については想定していない返答をされることが少なくありません。しかし、「月経前の3～10日くらい、1か月の中で決まって体調が悪い時期はありませんか？」と問診すると、「あります」と答える人もいます。月経の時だけでなく、排卵期から黄体期に変わった後の体調の悪さにも注目してみましょう。

日本においては高校生の64・6％、20～49歳の95％が何らかのＰＭＳ症状を持っているという調査があります。[※4・5] ＰＭＳの症状として、下腹部痛、腰痛、頭重感、乳房痛、体重増加などの身体症状のほかに、睡眠障害、食欲の変化、集中力の低下、イライラ、憂うつ、不安感などの精神症状がみられます。

▼黄体期と睡眠

規則的な月経周期がある女性の場合、周期を通じた視床下部—下垂体—卵巣系のホルモンの変動が睡眠や覚醒のリズムに影響を与えます。

黄体期に分泌されるプロゲステロンは、それ自体に催眠作用をもち、視床下部の体温調節中枢に作用して、深部体温を0・3〜0・4℃上昇させます。睡眠の質を向上させるためには深部体温の変化が重要ですが、プロゲステロンの影響で黄体期に基礎体温が上昇し、体温変動のメリハリがなくなって睡眠が浅くなり、起きている時にも強い眠気を感じるようになります。このため、「いくら寝ても眠い」という症状が現れるのです。

▼PMS・PMDDの原因

正常な時とPMSの時で血中エストロゲン値、プロゲステロン値に差がないことや、プロゲステロン製剤を使用しても効果があまりないことから、PMSの原因は卵巣ホルモンではないと考えられています。[※6・7] PMS・PMDDの原因は、セロトニンを中心とする神経伝達物質がエストロゲンやプロゲステロンといったホルモンの影響を受けることによるものだと考えられていますが、まだはっきりとは解明されていません。

▼PMS・PMDDの治療

一般的なPMSやPMDDの治療法として、カウンセリングや認知行動療法、生活習慣の改善（食事、運動）があります。薬物療法としては、ピル（排卵抑制薬）による排卵抑制、向精神薬、漢方薬などが挙げられます。欧米では抗うつ薬であるSSRIが治療の第一選択薬となっており、PMDDの50～60％に有効であるとされています。[※6] SSRIはPMS・PMDDに対して即効性があり、うつ病の治療薬として投与する時よりも短期間で効果が現れるため、うつ病に対するものとは異なるメカニズムで効果が現れていると推測されています。そのため、SSRIは黄体期である月経前7～14日のみ内服する間欠的投与でも効果があるとされています。排卵抑制療法としてのピルは身体的な症状が主となる軽症～中等症のPMSに対して有効であるという報告があります。

▼PMS・PMDDの改善のために

PMS症状を起こす要因として、日常生活でのストレスの影響も強いと考えられます[※8]。ここでいう日常生活でのストレスとは、ストレス対処、睡眠満足感、月経の悩み、喫煙が、特に関連するようです[※9]。つまり、ストレスへの対処方法の獲得と質のよい睡眠の確保、禁煙など、生活習慣を整えることが黄体期のＰＭＳ・ＰＭＤＤを抑えるポイントとなります。また、深部体温を意識的に調整するという生活の工夫により、睡眠の質を高めることも対応策として挙げられます。

生活習慣は、体調が悪い黄体期になってから急に改善しようとしても、なかなかうまくいきません。体調がいい卵胞期などから生活習慣を整え、黄体期に臨むことをオススメします。

※1 Soares CN : Insomnia in women : an overlooked epidemic? Arch Womens Ment Health, 8 : 205-13, 2005.

※2 Halbreich U, et al : The prevalence, impairment, impact, and burden of premenstrual dysphoric disorder. Psychoneuroendocrinology, 28 : 1-23, 2003.

※3 Shechter A, et al : Sleep, hormones, and circadian rhythms throughout the menstrual cycle in healthy women and women with premenstrual dysphoric disorder. Int J Endocrinol, 259345, 2010.

※4 Takeda T, et al：Prevalence of premenstrual syndrome and premenstrual dysphoric disorder in Japanese high school students. Arch Womens Ment Health, 13 : 535-7, 2010.

※5 Takeda T, et al：Prevalence of premenstrual syndrome and premenstrual dysphoric disorder in Japanese women. Arch Womens Ment Health, 9 : 209-12, 2006.

※6 Johnson SR：Premenstrual syndrome, premenstrual dysphoric disorder, and beyond : a clinical primer for practitioners. Obstet Gynecol, 104 : 845-59, 2004.

※7 Kessel B：Premenstrual syndrome. Advances in diagnosis and treatment. Obstet Gynecol Clin North Am, 27 : 625-39, 2000.

※8 心理尺度集Ⅲ：心の健康をはかる〈適応・臨床〉、サイエンス社、p411-5, 2001.

※9 渡邊香織 他：月経前症候群におけるストレスと生活習慣との関連分析、母性衛生、52：437-43, 2012.

3 もしかして、睡眠時無呼吸症候群!?

治療によって改善する睡眠障害

睡眠障害には、睡眠の量（時間）の障害と睡眠の質の障害があります。睡眠の質の障害は、器質的な睡眠障害と機能的な睡眠障害の2種類に分けられます。睡眠時無呼吸症候群（ＳＡＳ）は器質的な睡眠障害で、眠っている時に繰り返す呼吸障害によって引き起こされる低酸素血症と覚醒反応が特徴です。

ＳＡＳは、「いびき」や「呼吸がとまる」などの眠っている時の症状だけでなく、起きている時にも「どうしても居眠りをしてしまう」「集中力が続かない」「寝ても疲れが取れない」といった症状がみられます。こうした症状は仕事中の居眠り、集中力低下による生産性の低下を招くだけでなく、事故などの危険にさらされることもあります。また、長期間続くと高血圧、糖尿病、脳卒中、虚血性心疾患、男性性機能不全などの生活習慣病の原因となり、心身の健康に重大な影響が出ることが明らかにされています。

治療によって短期的症状（記憶力の向上や精神安定）にも長期的経過（脳卒中などの心血管系の疾患）にも改善がみられるため、まずは治療を開始することが重要です。

看護師と睡眠時無呼吸症候群

看護師をはじめとした医療者は、特にミスが許されない仕事です。患者へ注意を払うだけでなく、手元の細やかな作業や患者情報の取り扱いなど、さまざまな注意が求められます。業務中における集中力の重要性が高いので、睡眠時無呼吸症候群（ＳＡＳ）の疑いがあるのであれば、まずは検査を行うことをオススメします。

▼肥満とＳＡＳの悪循環を招く交代勤務

交代勤務のある看護師は、シフトによって睡眠時間が長くなったり短くなったりするため、睡眠リズムとともに身体リズムも不規則になりがちです。

睡眠時間が短くなるにつれ、肥満の人の割合が高くなります。睡眠不足によって食欲を刺激するグレリンが増加し、満腹中枢を刺激するレプチンが減少することで食欲が亢進します。脳内でも睡眠中枢と満腹中枢が隣接していることから、「眠たいなぁ」を「お腹すいたなぁ」と脳が勘違いし、ウトウトしている状態を紛らわすために過食をしてしまい、体重が増加します。肥満者の40％はＳＡＳに罹患しており、ＳＡＳ患者の70％は肥満者であるという報告もあります。※2 体重増加に伴い喉の内側に脂肪がつき、さらに太りすぎると舌にも脂肪がつき、気道を塞いでしまうことがＳＡＳ発症の原因となります。ＳＡＳになると睡眠の質が低下し、ＳＡＳ↓肥満の悪循環となり、さらに進行していくことになります。

▼病院に行かない看護師

看護師が「いくら寝ても、寝ても、眠い。努力しているけれど、眠気は一向になくならない」という悩みを抱えて来院し、ＳＡＳであったというケースは少なくありません。「看護師の不養生」といえるかもしれません。

ＳＡＳについての知識はもっていても、まさか自分がＳＡＳだとは思わずに、本来の治療を行わないまま栄養ドリンクを1日2本飲むなどの対処法で誤魔化している人が多くいます。重症のＳＡＳ患者の約8割は、自覚的な眠気を訴えないとされています。自分でできる対処行動（喫煙〔ニコチン摂取〕、コーヒー、紅茶、清涼飲料水、栄養ドリンク〔カフェイン摂取〕など）によって、自覚症状を隠してしまうこともあります。看護師は特に自分で解決しようとする傾向が強いですが、半年以上、眠気が改善しない場合は、病気の専門家である看護師だからこそ早期に専門の医療機関にかかることをオススメします。

睡眠時無呼吸症候群の原因と症状

「いくら寝ても、寝ても、眠い」という症状はなぜ起きるのでしょうか。

睡眠時無呼吸症候群（SAS）は、舌が喉の奥に落ち込んだり、頸部の脂肪などによって圧迫されたりすることで、気道が塞がれている状態です。つまり、寝ている時に首を絞められている状態になります。とても寝ていることはできないでしょう。気道が塞がれて体内の酸素濃度が低下すると、脳は驚いて覚醒します。脳は実際には眠れていないのだから、起きている時に栄養ドリンクなどを飲んで対処しても、眠気が改善するはずはありません。

SASでは、無呼吸状態から呼吸が再開する時に脳が覚醒して睡眠を中断することで、自律神経活動が乱高下します。無呼吸状態の時に交感神経が活性化することで、副交感神経の活性化は日中に持ち越すことになります。身体を休めてくれるはずの睡眠時に副交感神経が優位になることで、睡眠が適切に取れないだけでなく、無理やり覚醒するために交感神経が優位になってイライラしやすくなります。いつも眠たそうにしていて、何かあると激高したり、怒鳴ったり、落ち着きがない人はSASである可能性が考えられます。

▼SASの3つの原因

SASの原因は、どのように気道が閉塞されているかによって、主に以下の3つに分けられます。

・肥満：体重増加によって喉の内側に脂肪がつき、さらに太りすぎることで舌にも脂肪がつくため、気道を閉塞させてSAS発症のリスクとなります。肥満者の40%はSASに罹患しており、SAS患者の70%は肥満者であるという報告もあります。[※3]

・骨格：日本人は生まれつきSASになりやすい顔面の骨格（顎の後退、小顎など）をもっています。舌の位置が気道に近く、気道の広さが限定されるため、肥満者でなくてもSASに罹患している可能性があります。

・扁桃炎：子どもに多くみられます。昼寝の際にいびきをかいていたり、日中いつも眠そうにしていたりする様子を心配して親が病院に連れていくと、耳鼻科を紹介され、扁桃肥大の手術を行うケースも多いです。

▼SASの長期経過

SAS患者の5人に1人が約10年後に命に関わる心血管系の疾病を発症します。平均年齢50歳の男性の重症SAS患者（無呼吸低呼吸指数〔AHI〕≧30）は、診断後10年間で虚血性心疾患や脳卒中を発症し、死亡する確率が3倍程度高まるとされています。

睡眠時無呼吸症候群と生活習慣病※4

睡眠時無呼吸症候群（SAS）によって交感神経が優位になると、図表4のような反応が起こります。

交感神経活動、酸化ストレスが亢進し、深い睡眠状態である徐波睡眠が低下し

図表4　SASと生活習慣病との関連

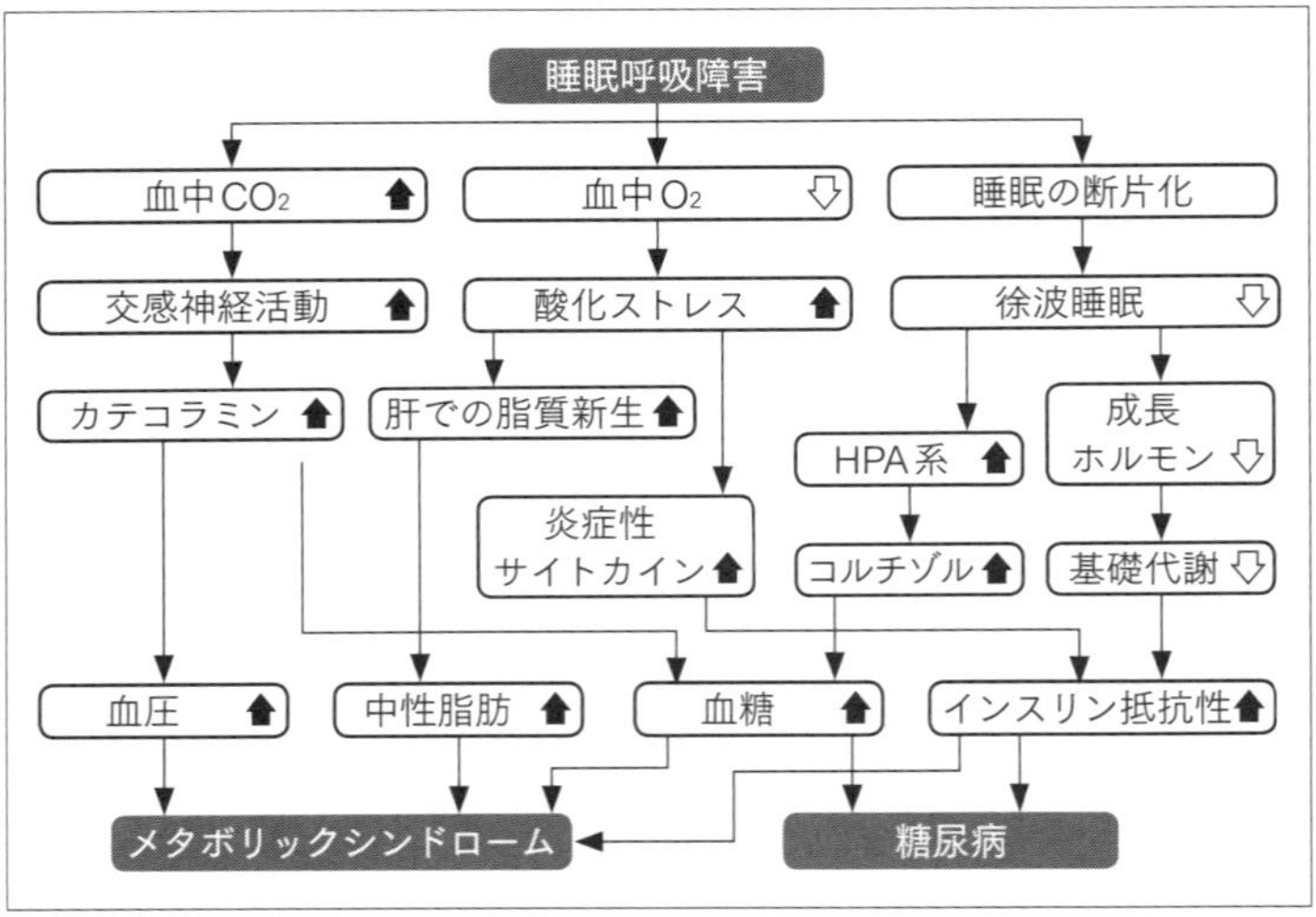

ます。その結果、血圧、中性脂肪、血糖、インスリン抵抗性の上昇が起こり、炎症反応を誘起します。血管内皮障害や動脈硬化が進行し、メタボリックシンドローム、糖尿病、その後さらに脳卒中などの心血管系の疾病を引き起こします。つまり、SASの長期的な経過が、生活習慣病の発症と密接に関連すると考えられています。

職場における睡眠時無呼吸症候群の管理

睡眠時無呼吸症候群（SAS）は高度の注意力・集中力を必要と

する業務においては非常に危険性が高い病気です。特に夜勤時などに単独で作業を行うことがある場合には注意が必要です。個人の問題ではすまされない事態を招くこともあるため、組織でＳＡＳに対応していく必要がありますが、病院でさえ、労働衛生上のＳＡＳ対策はいまだ不十分です。

▼職場でのスクリーニング方法

では、どのように職場でＳＡＳ対策を行えばよいのでしょうか。職員全員に睡眠ポリグラフ検査（ＰＳＧ：睡眠時無呼吸症候群の確定診断のための検査）を実施することは非効率ですし、非現実的です。

ここでは、職場でＳＡＳのスクリーニングを行っているＪＲ東海の事例を紹介しましょう。

事例：ＪＲ東海（図表５）

まずは、簡便な問診で対象者の選定を行います（健診などでＳＡＳについての啓蒙を行う際に問診を行うとよい）。対象者にはパルスオキシメーター検査（パルスオキシメーターを用いて睡眠時の末梢動脈血中の酸素飽和度〔SpO_2〕を連

図表5　JR東海における鉄道運転士に対する安全対策上のSAS管理方針

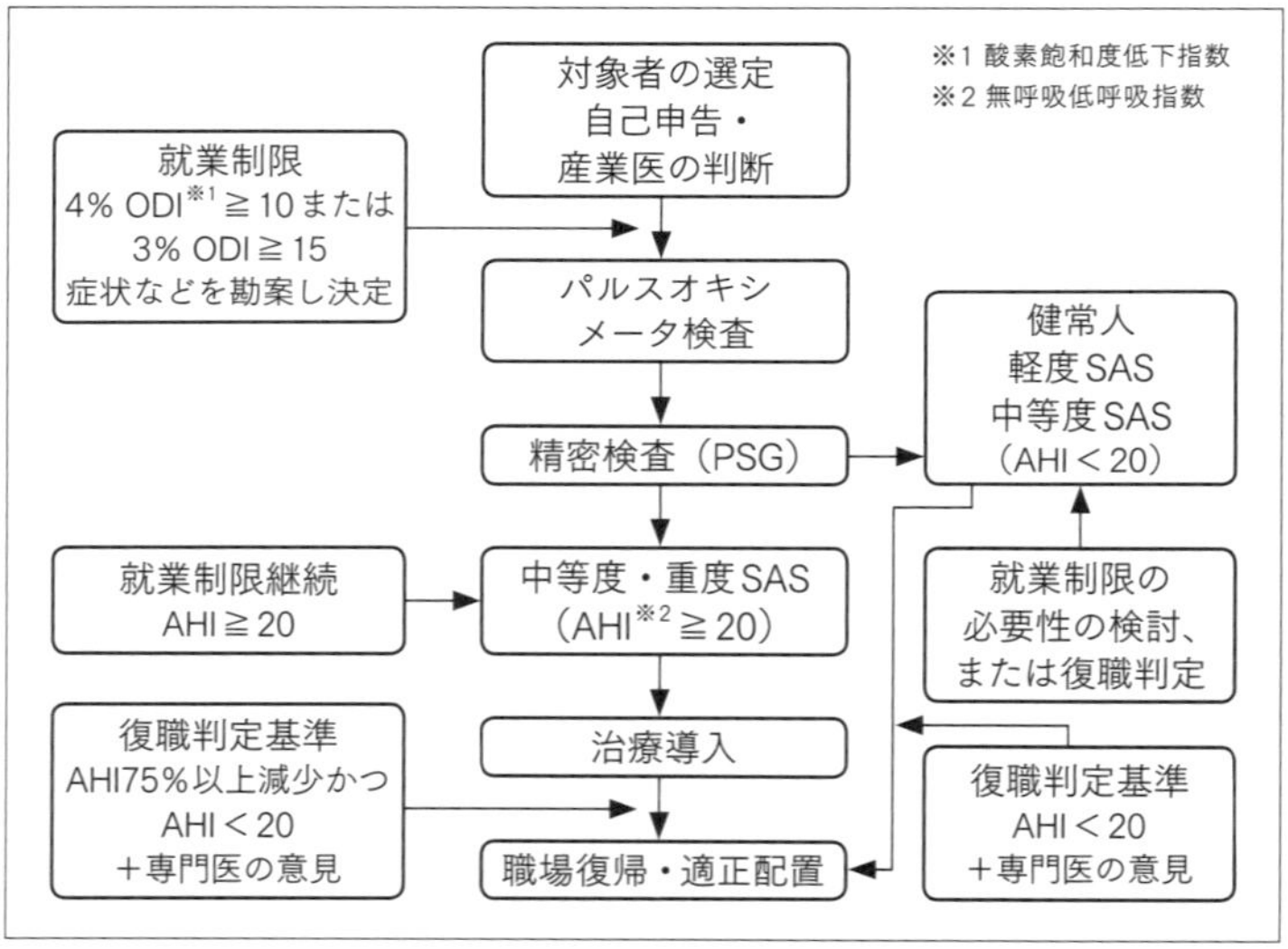

続的に測定する方法）を行います。

睡眠時無呼吸症候群の治療

睡眠時無呼吸症候群（ＳＡＳ）に有効な治療方法として持続陽圧呼吸療法(ＣＰＡＰ)があります。睡眠ポリグラフ検査でＡＨＩ（無呼吸低呼吸指数）の指数によって一定以上の重症度が認められれば、ＣＰＡＰの治療が適応されます。鼻に当てるマスクを介して一定圧の空気を送り、上気道を広げて睡眠時の呼吸を補助するものです。この治療法では、睡眠負債（睡眠不足が借金のように蓄積した状態）の影響でCPAP開始後3日目までに睡眠の劇的な改善を自覚する人が多いです。

しかしながら、CPAPはSASの根本治療ではありません。治療を受ける人から「CPAPはいつまでやり続ける必要がありますか？」という質問をされることがあります。CPAPは閉塞した気道を開く対処療法であるため、「なぜ、気道が閉塞しているのか」という原因を治療することが根本治療になります。例えば、肥満が原因でSASになっている人には減量をオススメします。扁桃が肥大している人には耳鼻科を紹介し、必要であれば手術をすることも検討します。アルコールは上気道を広げる筋肉が弛緩して睡眠呼吸障害（SDB）を悪化させるため節酒を促しますが、CPAPの治療を行うことは大きなストレスになるため、CPAPの治療を開始するにあたっては禁酒まで指示することはあまりありません。喫煙の習慣がある場合は、喫煙によって血中の酸素飽和度が低下するとともに、咽喉頭の炎症を起こすため、SASを悪化させます。また、精神安定剤や睡眠導入剤の中にも、筋肉を弛緩させてSASを悪化させるものがあるため、注意が必要です。

図表6　CPAP導入の流れ

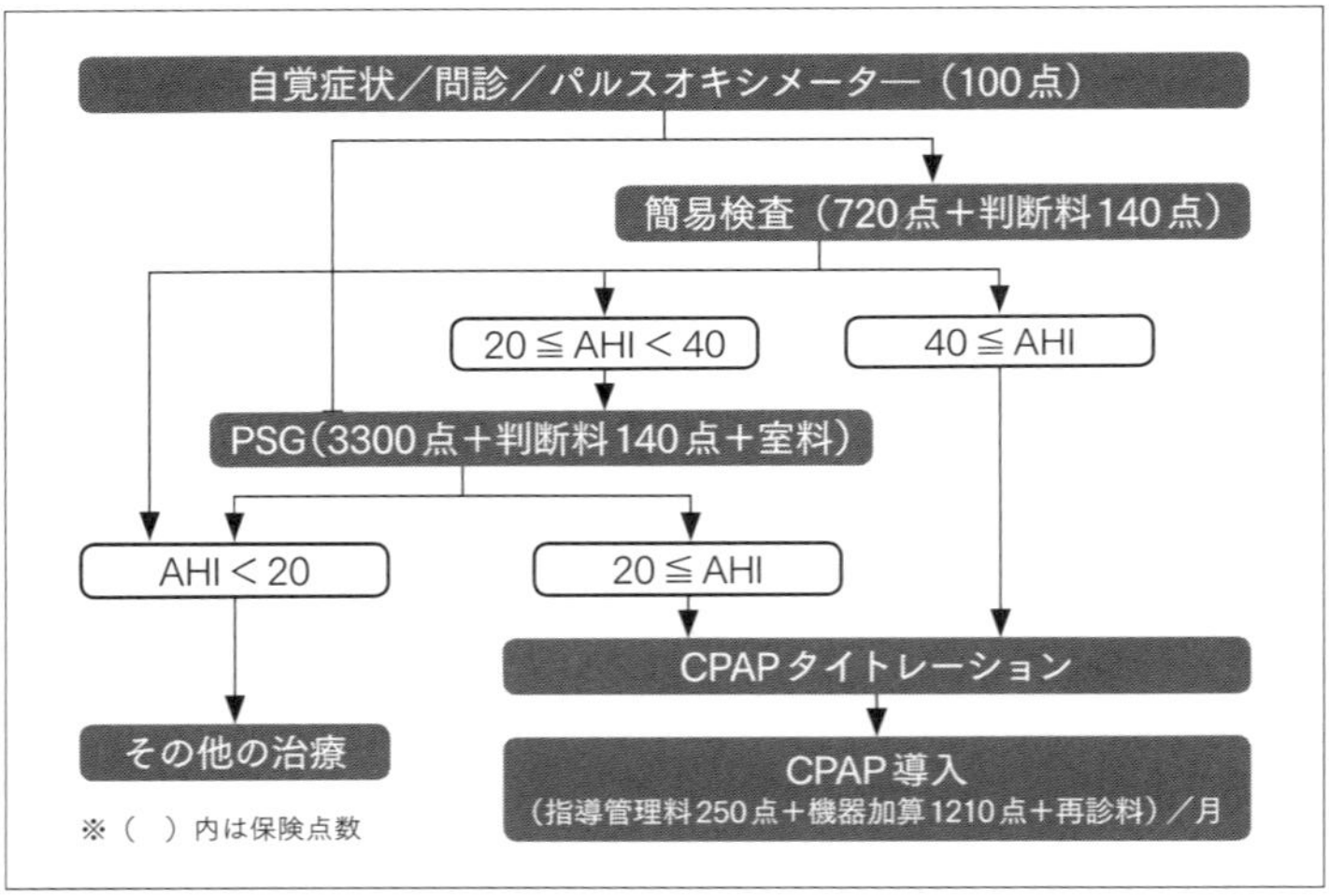

最近では、女性の閉経に伴うプロゲステロンの低下でＳＡＳになった場合、ホルモン療法を行うことで症状が改善するという報告もあります。

※1　Peppard, PE, et al：Prospective study of the association between sleep-disordered breathing and hypertension. N Engl J Med, 342：1378-84, 2000.

※2　新島邦行 他：職域における睡眠時無呼吸症候群対策、医学のあゆみ、214：635-40, 2005.

※3　Vgontzas AN, et al：Sleep apnea and sleep disruption in obese patients. Arch Intern Med, 154：1705-11, 1994.

※4　三好規子 他：職域における睡眠時無呼吸症候群（SAS）の早期発見・早期治療の意義、日職災医誌、66：1-10, 2018.

4 更年期と睡眠障害の関係

加齢による睡眠の変化

ＮＨＫの「２０１０年国民生活時間調査」によると、年齢によって差はあるものの、男女ともに加齢により睡眠時間が短くなる傾向にあることがわかっています。[※1]

加齢による睡眠の変化をみていくと、男性は30歳代から深い睡眠状態になる時間が減少し、睡眠障害となる人が急増します。[※2] 40歳代になると布団に入っているけれど眠れていない時間が増え、夜間頻尿によって夜中に何度も目が覚めてしまう中途覚醒が増加します。50歳代からは中途覚醒や、眠りの浅い状態が多くなり、睡眠障害をもつ人が多くなります（図表7）。[※3]

女性の場合は、なかなか寝付けなかったり、中途覚醒をしてしまったりする人が多く、年齢を問わず全体的に睡眠の質が低下します。

20歳代から30歳代は育児なども影響し、中途覚醒が多くみられます。40歳代以

図表7　若年者と高齢者の睡眠の比較

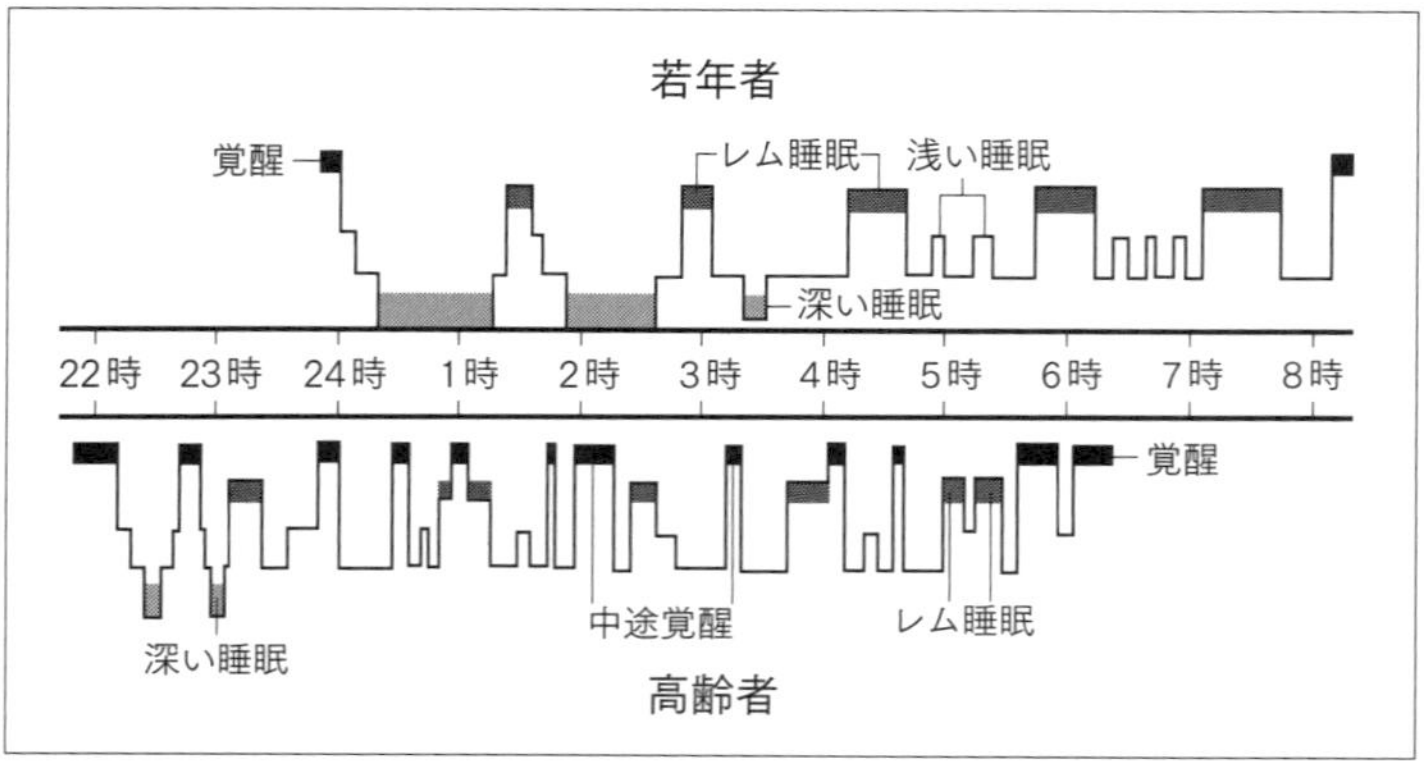

出所：厚生労働省、eヘルスネット

降では、睡眠時間は短くなっていき、50歳代からは、眠れないなど睡眠の質の低下がみられ、睡眠薬の使用が増えるなど女性の睡眠障害は急増していきます。50歳代から睡眠障害が増える原因として、閉経によるホルモンの影響があると考えられています。

睡眠障害は、経済状況や仕事の状況、家庭環境などの社会的要因も大きく影響しているとされています。

女性の更年期障害と睡眠障害※4

図表8のとおり、女性は閉経後に睡眠障害が急増し、睡眠時無呼吸症候群（SAS）の発症も増加します。

閉経後の女性は、同じ年齢と体重の閉経前の女性に比べると、重症度の高い閉塞性睡眠時無呼吸症候群（OSAS）になる人の割合が3倍になるという報告もあります。[※5]

閉経後の女性の睡眠障害には、2つの原因が考えられます。

▼プロゲステロン（黄体ホルモン）の減少

女性ホルモンであるプロゲステロンには、鼻から喉にかけての呼吸器である上気道を開く作用があり、SASを防ぐ働きがあるとされています。健康な女性を対象に上気道を開く筋肉の活動を調べると、プロゲステロンが多く分泌される黄体期に最も上気道の筋活動が活発になり、閉経後には上気道の筋活動が低下します。また、ホルモン補充療法によって筋肉の活動が増大することも確かめられています。[※6]このことから、閉経で女性ホルモンの分泌が低下することで、上気道を開く筋肉が弱まってSASを発症すると考えられます。

▼エストロゲン（卵胞ホルモン）の減少

閉経後にホルモン補充療法（HRT）を受けている女性は、治療を受けていいない女性よりもＳＡＳを発症している人が少なく、閉経前の女性と同じくらいの発症率であることが明らかにされています※7・8（図表８ｂ）。

また、閉経によるホルモン環境の変化は、身体の脂肪がつきやすい場所にも影響を与えます。もともと女性は皮下脂肪型肥満が多く、内臓脂肪型肥満が少ないため、内臓や上気道周囲に脂肪がつきやすい男性よりもＳＡＳになりにくいとされています。

しかし、閉経によりホルモン環境が変化すると、内臓や上気道周囲に脂肪がつきやすくなるため、ＳＡＳになる人が増加します。

男性の更年期障害と睡眠障害

男性の睡眠障害は30歳代からみられますが、更年期となる50歳代に最も多くなります。

更年期障害は、閉経前後に起こる女性特有の症状であると思われがちですが、男性にも女性と同じように更年期障害があるといわれています。男性の更年期障害は加齢男性性腺機能低下症候群（ＬＯＨ症候群）と呼ばれ、男性ホルモンの低

図表8　女性の睡眠呼吸障害（SDB）および睡眠時無呼吸症候群（SAS）の有病率：閉経とホルモン補充療法の影響

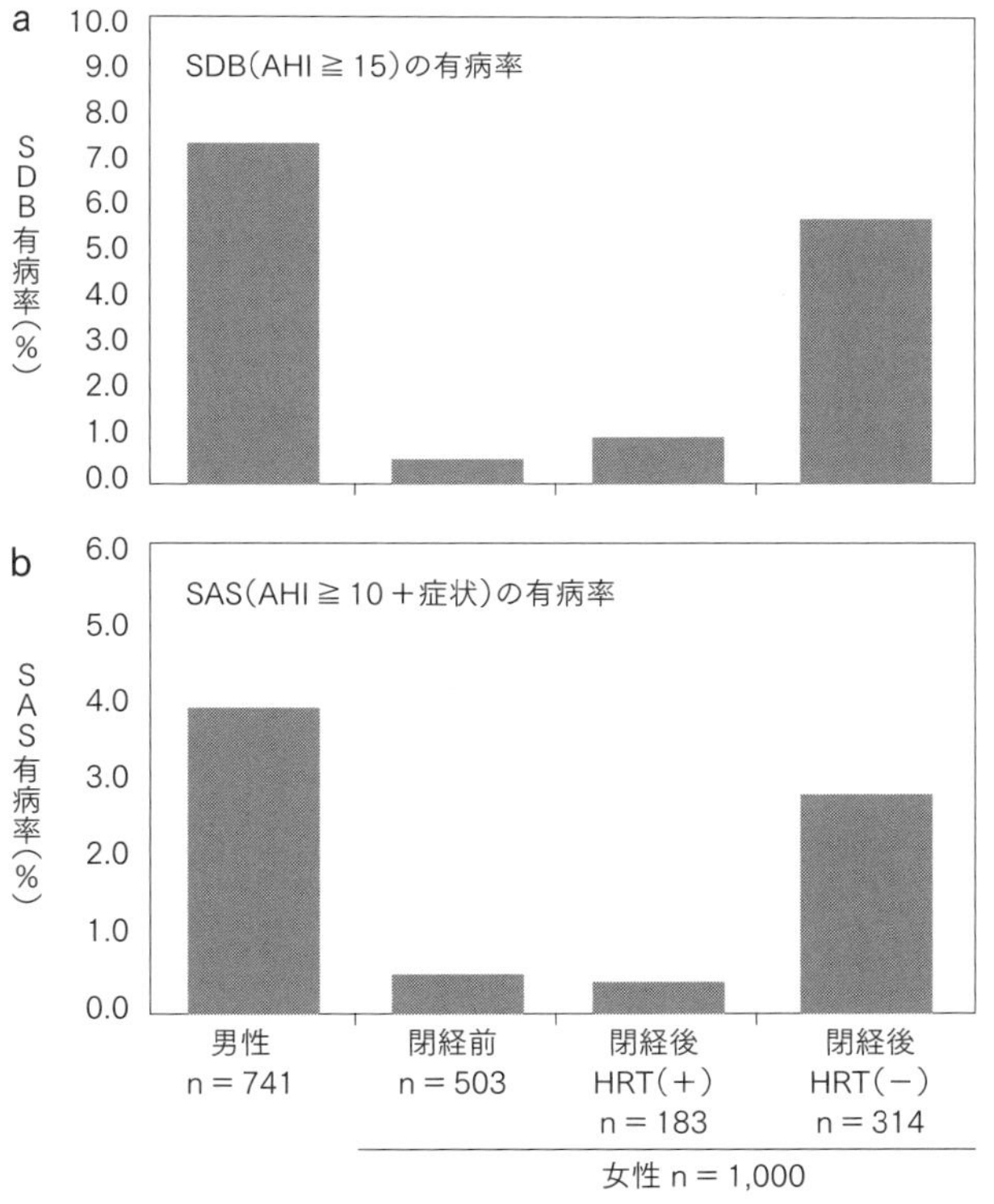

a：閉経後にホルモン補充療法（HRT）を受けている女性のSDB（AHI ≧ 15）の有病率（1.1%）は治療を受けていない女性の5.5%より小さく、閉経前の0.6%に近かった。

b：閉経後にHRTを受けている女性のSAS(AHI ≧ 10＋臨床症状)の有病率(0.5%)は治療を受けていない女性の2.7%より小さく、閉経前の0.6%と等しかった。

下とそれを暗示する徴候や症状を示します。男性ホルモン低下に最も関連する症状は性欲の低下ですが、抑うつ、苛立ち、不安、生気消失などの精神・心理症状、内臓脂肪の増加、睡眠障害、集中力低下などの身体症状や性機能関連症状も起こります。男性ホルモンの一種であるテストステロンは年齢とともに低下していき、40歳で2～5％、70歳で30～70％の人がテストステロン値の低下がみられる※9とされています。

男性ホルモンの低下による症状としては、以下の2つが挙げられます。

▼代謝の衰え

40歳代を超えた男性は、テストステロンの低下の影響などから代謝が落ちたことによる体重増加がみられ、睡眠時無呼吸症候群（ＳＡＳ）を発症する人が少なくありません。もとより男性は上半身に脂肪がつきやすい傾向があるため、上気道の周囲に脂肪がつきやすくなります。体重増加によってＳＡＳは長期間をかけて次第に進行し、睡眠の質の低下も徐々に自覚していくため、眠気を感じても「年をとって疲れやすくなったのかな」と考え、自分がＳＡＳかもしれないという可能性にさえ気がつかない場合もあります。

図表9　不眠、低テストステロン血症、うつの相関関係

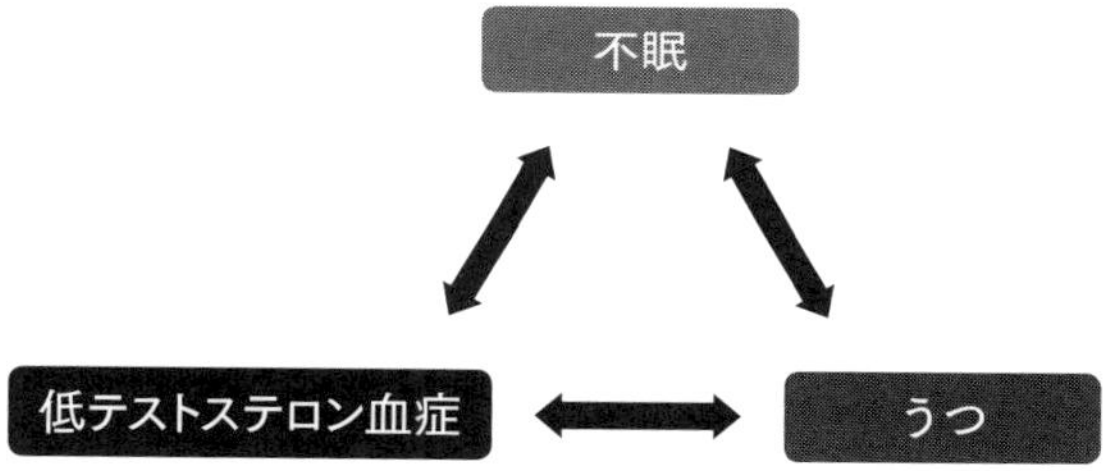

各々が相関関係を有するため、3つの要素のうち1つが改善することで、ほかの2要素も併せて改善する可能性がある。

▼抑うつ

ＬＯＨ症候群の患者にテストステロンを補充する治療を行ったところ、無呼吸低呼吸指数（ＡＨＩ：睡眠1時間当たりの無呼吸と低呼吸の合計回数）の数値が大幅に悪化したという報告があり、テストステロンの低下は睡眠障害を引き起こす直接の原因ではないようです。

一方、男性ホルモン補充療法（ＡＲＴ）によって睡眠障害が改善したという論文[※10]もありますが、これはＬＯＨ症候群の抑うつ状態が引き起こした睡眠障害が改善されたものだと考えられます。図表9のように男性の更年期に現れる3つの要素のうち、1つが改善さ

れることでほかの要素も改善する可能性があります。また、逆に１つの要素が悪化することで、ほかの要素が悪化する可能性もあります。

テストステロンと睡眠の質には関連があるとされ、[※11] 睡眠時間を制限することによってテストステロンは低下します。[※12] 40歳代、50歳代の男性で全身倦怠感、抑うつ状態を訴える人が多いですが、ほとんどが睡眠障害を抱えています。ＬＯＨ症候群は、まだ医療者にもあまり浸透していない考えかもしれませんが、40歳代を超えた男性で全身倦怠感、睡眠障害、抑うつの症状を訴える人には、身体のホルモンを整えることも１つの解決策です。

※1　ＮＨＫ国民生活時間調査、2010.

※2　香坂雅子：特定医療法人朋友会石金病院精神科、睡眠医療6：403-409, 2012.

※3　Kim K, et al : An epidemiological study of insomnia among the Japanese general population. Sleep, 23 : 41-7, 2000.

※4　榊原博樹 他：女性の睡眠時無呼吸症候群、藤田保健衛生大学呼吸器内科学Ⅰ、Pharma Medica 29 : 19-24, 2011.

※5　Young T, et al : Menopausal status and sleep-disordered breathing in the Wisconsin Sleep Cohort

Study. Am J Respir Crit Care Med, 167：1181-5, 2002.
※6 Popovic RM˙ et al：Upper airway muscle activity in normal Women : influence of hormonal status. J Appl Physiol 84：1055-62, 1998.
※7 Bixler EO, et al : Prevalence of sleep-disordered breathing in women : Effects of gender. Am J Respir Crit Care Med, 163：608-13, 2001.
※8 榊原博樹 他：睡眠呼吸障害と性差〟 medicina, 48 : pp.960-4, 2011.
※9 Morley JE, et al : Andropause：an old concept in new clothing. Clin Geriatr Med, 19：507-28, 2003.
※10 末富崇弘 他：男性ホルモン補充療法は不眠を改善するか？ －ＡＭｓ・熊本式調査票〟 ｓＤｓの質問項目を抽出したサブ解析－〟 日本性機能学会雑誌〟 30 : 213-6, 2015.
※11 Schiavi RC, et al : Pituitary-gonadal function during sleep in healthy aging men. Psychoneuroendocrinology, 17 : 599-609, 1992.
※12 Leproult R, et al : Effect of 1 week of sleep restriction on testosterone levels in young healthy men. JAMA, 305 : 2173-4, 2011.

5 自律神経と睡眠

自律神経の働き

自律神経とは何でしょうか。私たちの日常で交わされる会話の中では、さまざまな症状の原因を調べても異常が見当たらなかった際に、よくわからない症状として「自律神経が乱れているから」と結論付けてしまうことがあります。まずは、よくわからないけれど身近なこの自律神経について確認していきましょう。

神経には大きく私たちの意識下で動く大脳をループする「体性神経系」と、意識できない脳幹をループする「自律神経系」の2つがあります（図表10）。体性神経系は、外界の情報を意識に送る感覚神経と、活動のために筋肉を動かす運動神経から成り立っています。もう1つの神経系である自律神経系は、無意識下で察知した臓器の状態の情報を脳幹へ送る求心路と、その情報を得た結果として身体に攻撃や休養の状態をつくるための指示を伝える遠心路があります。自律神経はこの遠心路にあります。

図表10　自律神経とは何か

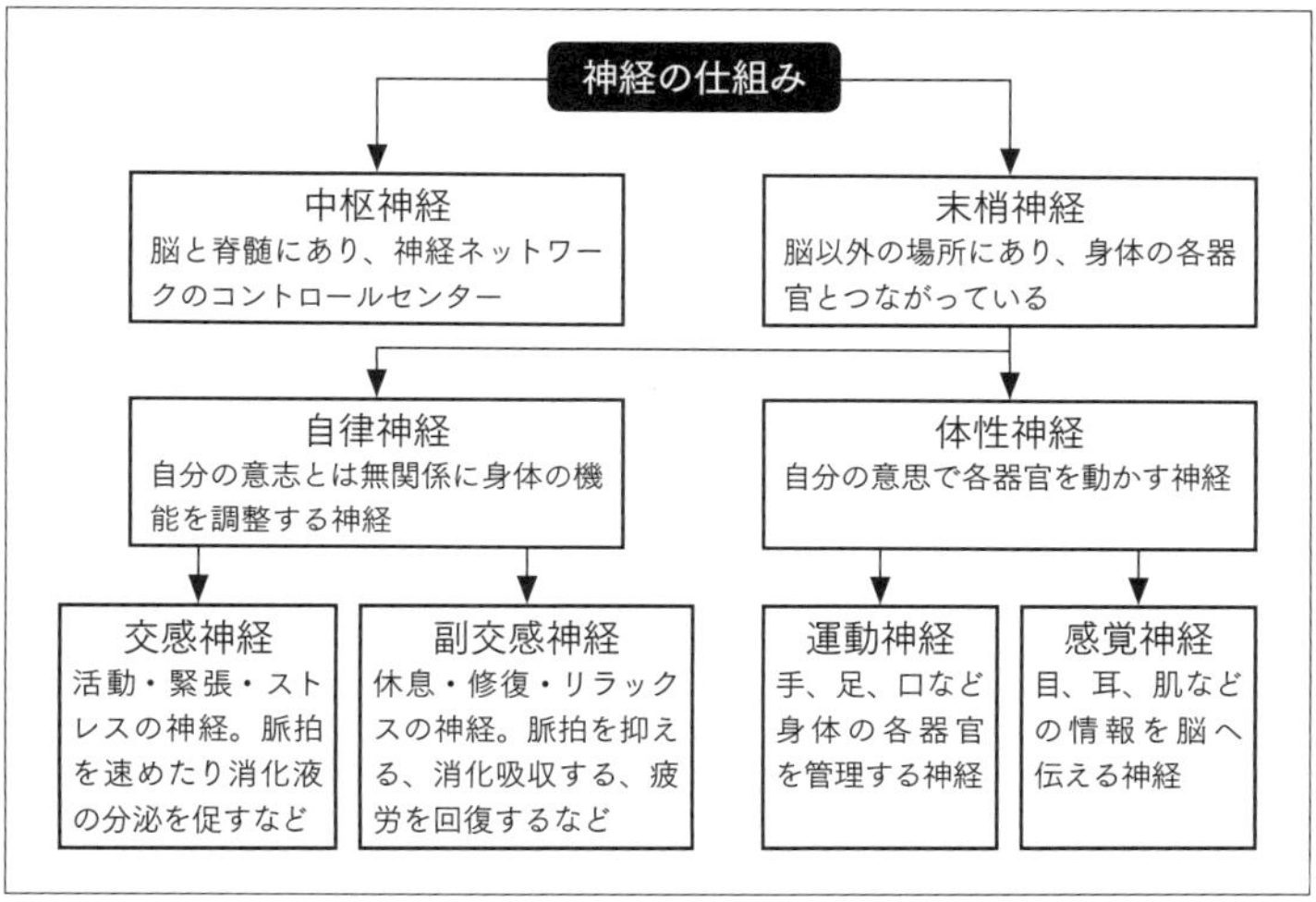

出所：自律神経失調症・完璧ガイド（https://genki-go.com/index.html）

さらに、自律神経は2つに分かれます。外界への危険に対応して戦闘態勢を取ったり、逃げたりするような緊張状態で活発に働くのが交感神経、休養や生体内のエネルギーを蓄積する際に活発に働くのが副交感神経です。この2つがお互いにバランスを取って1日中活動しており(図表11)、一般的に、日中の活動時には交感神経が優位に、夜の睡眠状態では副交感神経が優位になります。このように相互に反応する2つの神経は、俊敏な交感神経が活動すると、遅れて副交感神経が交感神経の活動を抑制してバランスを取るように動き

図表11　自律神経のバランス

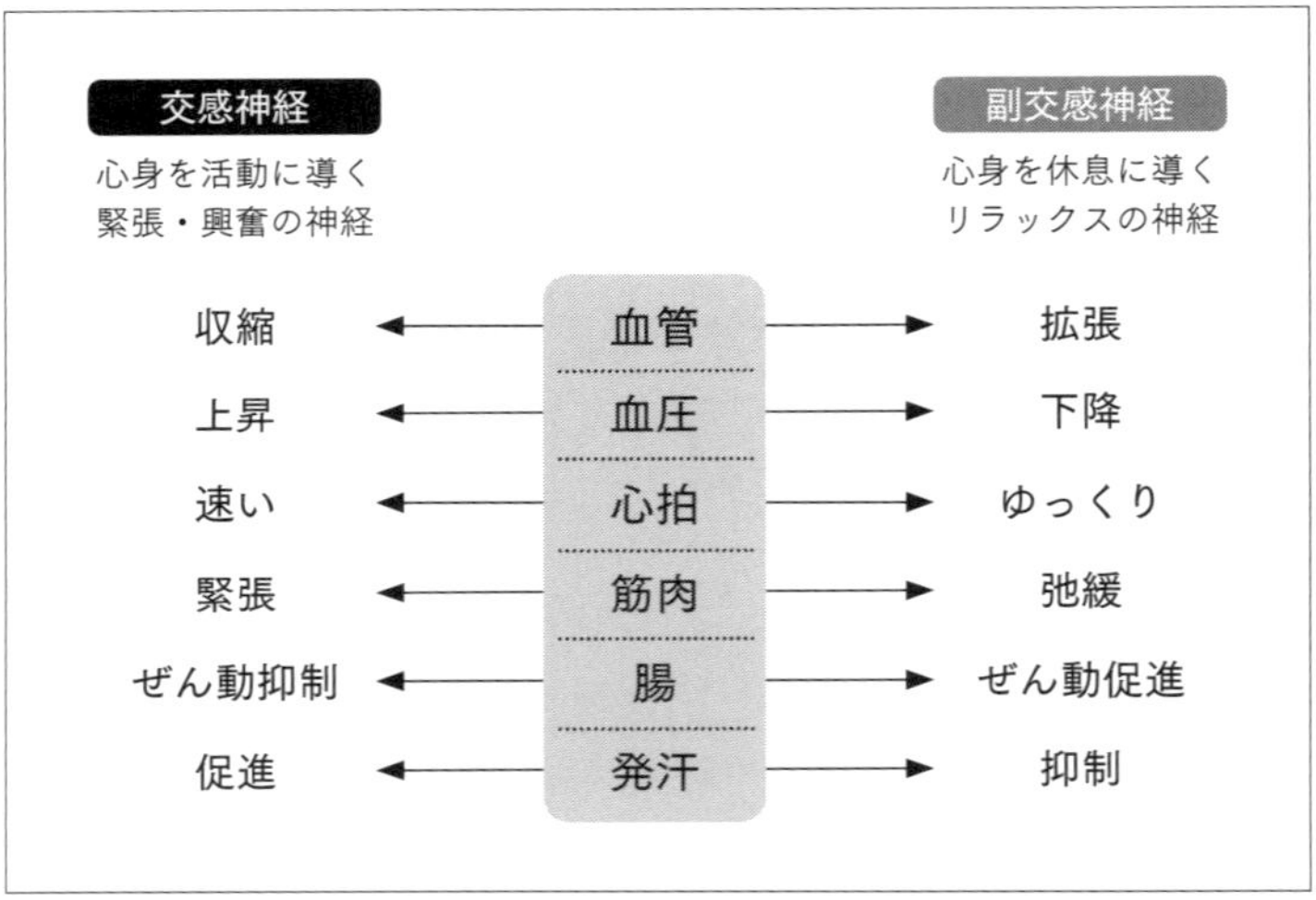

ます。一般的には交感神経の活動が主体で、それを抑制しようと副交感神経が働いています。外界から何らかの攻撃状態（ストレス状態など）が継続すると自律神経全体（交感神経＋副交感神経）の活動が上昇します。つまり、自律神経全体の活動状態をみれば、その人が置かれている環境をどう感じているのかがわかるのです。さまざまな身体の反応から、自律神経の活動を何となく感じることができるかもしれませんが、数値などの変動（心電図のR―R間隔の変動）で自律神経の動きを判断する検査機器もあります。

交感神経と副交感神経の働きと身体への影響

自律神経が臓器に作用する場合、交感神経は一部副腎を除く臓器に神経伝達物質アドレナリンを放出します。一方、副交感神経はアセチルコリンを放出します。交感神経、副交感神経は図表11のように、臓器に対して正反対の作用をします。例えば心臓に対しては、交感神経は心拍を速くするように促しますが、副交感神経は緩やかになるように作用します。このように相反する働きをするため、両神経のバランスが取れている状態であれば安定しますが、ストレスなどによって身体に何らかの影響が起きると、交感神経が強く作用するようになります。すると過剰に活動する交感神経を抑えようとするため、副交感神経の活動も過剰となります。こうして生じる過剰なアンバランス状態は、食欲低下―食欲亢進、不眠―過眠、便秘―下痢など多彩な自律神経失調状態をつくり出します。

ストレスを受けると、不快な感覚は感覚神経を通して視床に入ります(図表12)。視床が得た情報は、思考の中枢である大脳新皮質と感情を処理する扁桃体に送られます。大脳新皮質で認知され、扁桃体で処理された快・不快といった感覚や恐怖などの感情の強さは、海馬で記憶されます。心的外傷後ストレス障害（ＰＴＳ

図表12　ストレスによる生態反応

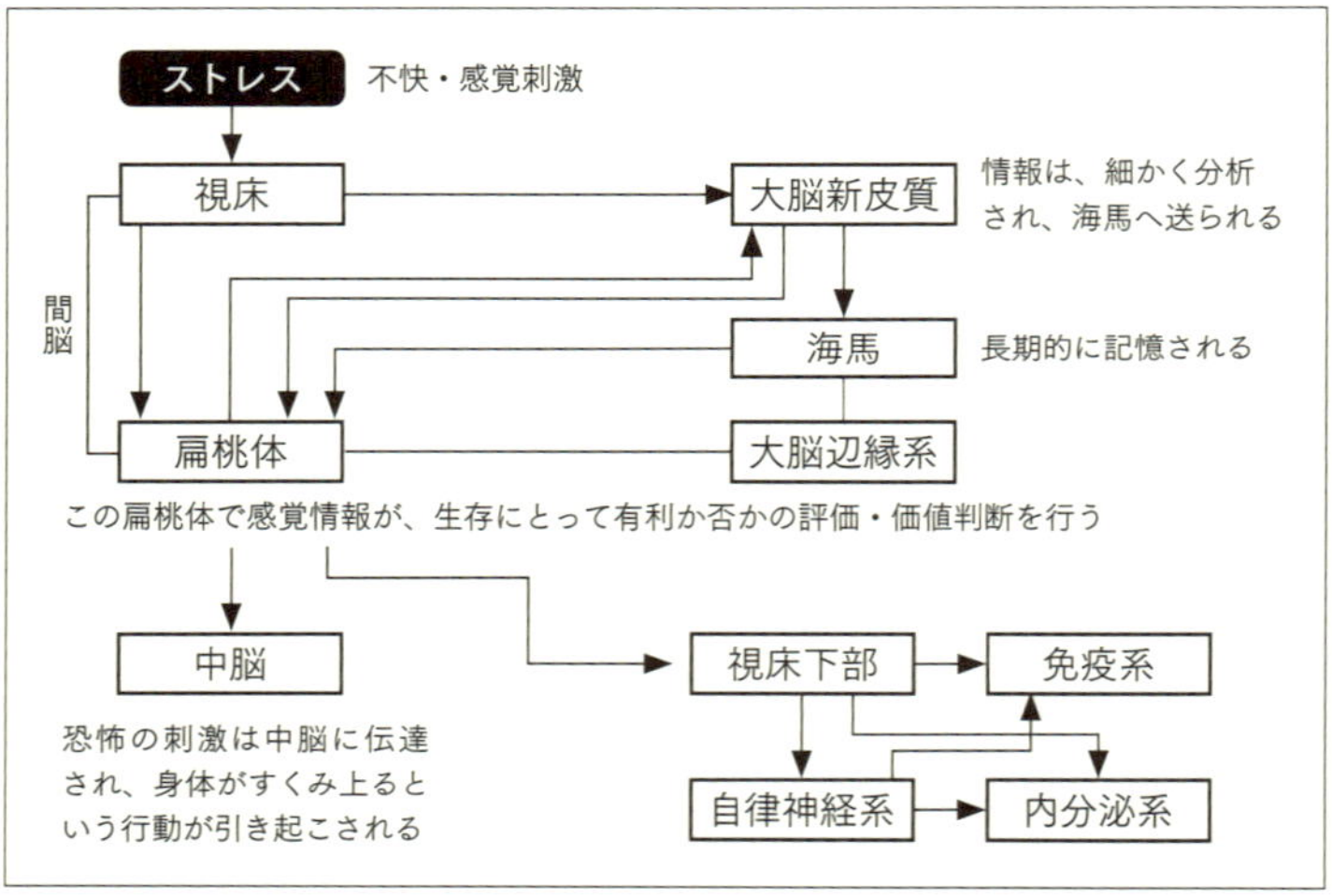
ストレス
不快・感覚刺激
視床
大脳新皮質
情報は、細かく分析
され、海馬へ送られる
間脳
海馬
長期的に記憶される
扁桃体
大脳辺縁系
この扁桃体で感覚情報が、生存にとって有利か否かの評価・価値判断を行う
中脳
視床下部
免疫系
恐怖の刺激は中脳に伝達
され、身体がすくみ上ると
いう行動が引き起こされる
自律神経系
内分泌系

出所：中村吉男、ストレス反応とストレスコントロール

D）のフラッシュバックなどの恐怖や不快の記憶は、この回路によって形成されています。また、扁桃体から中脳に感覚や感情の情報が送られ、恐怖などの表情や身体の反応をつくるほか、視床下部の自律神経の中枢やストレスホルモンと呼ばれる副腎皮質ホルモンなどの内分泌、免疫にも変化を起こしていきます。

慢性的にストレスを受け続けると自律神経、内分泌、免疫系全体が影響を受け、睡眠障害だけでなく、動悸、理由もなく涙が出る、肌荒れ、胃痛、下痢、免疫低下、風邪をひきやすいなど、さまざまな不調を引き起こすことにつながっていきます。

不安や恐怖の感情が続くと、日中に働く交感神経が副腎髄質を刺激してアドレナリンやノルアドレナリンが血液に放出され、全身が興奮状態になります。そうした状態が、副交感神経が優位になるべき夜中まで続いてしまうと、交感神経と副交感神経のバランスが崩れ、入眠困難など睡眠の質の低下につながっていくのです。

コラム

ストレスが身体に及ぼす影響

ストレスがかかると身体にはどのような影響があるのでしょうか。

ボスと下位のマントヒヒを狭い檻の中に一緒に入れて、それぞれにどのような身体反応が起きるかを観察した研究があります。下位のマントヒヒには、強いストレス反応がみられました。胃潰瘍や大腸炎の症状のほか、ストレスホルモンを分泌するために副腎が肥大し、恐ろしい出来事の記憶のため海馬のニューロンの変成といった典型的なストレス反応が現れ、ついには死亡してしまいました。※1

睡眠と自律神経の関係

自律神経は人の生命維持のために働く神経といえます。昼間の活動を支え、夜には身体や脳の休養やエネルギー蓄積を支える働きをしているからです。活動をするためにまず交感神経が働き、それに付随して副交感神経が働きます(図表13)。環境ストレスが高くて交感神経が優位な状態になると、副交感神経の活動も活発となり、逆に交感神経の活動が少ないと、副交感神経の活動も低下するという極めてシンプルな構造です。逆に暴飲暴食や運動不足などによって過度な副交感神経優位の状態が続くと、それに対応するように交感神経の活動も活発化していきます。

このように、交感神経と副交感神経のバランスによって適切に保たれた自律神経活動は、脳を含めた臓器の活動の正常化だけでなく、内分泌系や免疫系の活動の正常化をもたらし、がんや動脈硬化、心筋梗塞、脳血管障害などの生活習慣病だけでなく、心の状態にも大きな影響を与えます。

最近の研究では、外界の環境や臓器の状態だけではなく、大脳が感じる快・不快などの感情によっても自律神経が変動することがわかってきました。一方で、

図表13　自律神経の1日のリズム

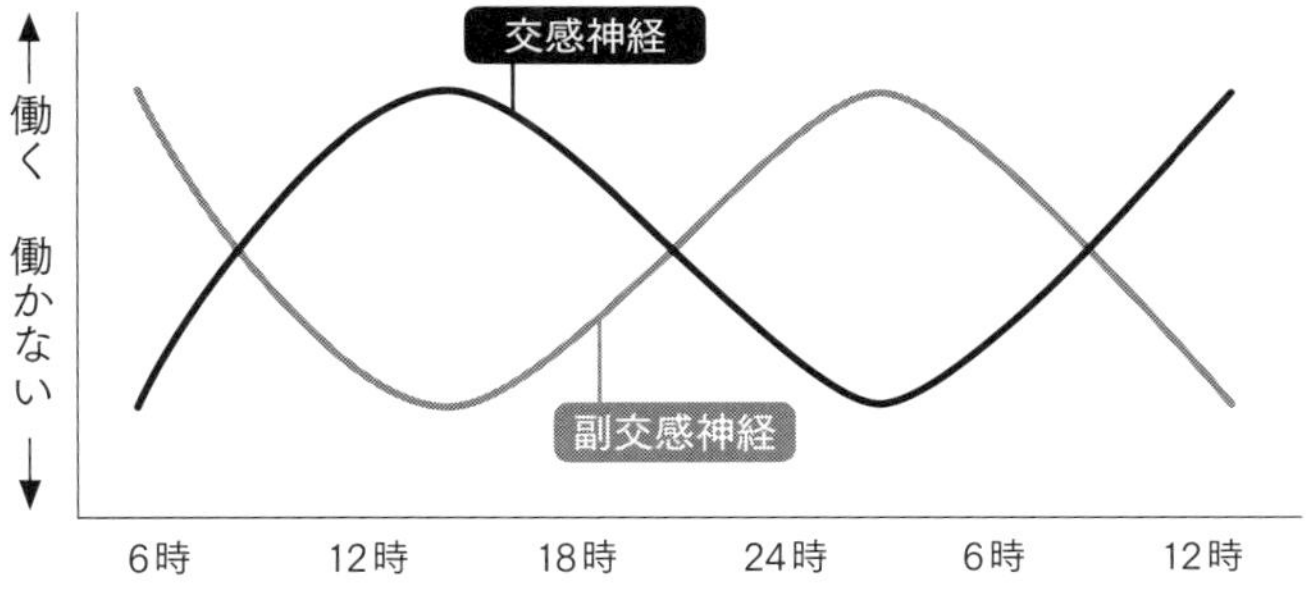

交感神経と副交感神経は、朝昼晩の時間帯と場面に合わせてバランスを変化させながら機能し、全身のさまざまな働きを調整している。

自律神経による身体の状態が、感情に影響を与えることもわかっています。例えば、軽い運動やジェットコースターでの興奮などにより心拍数の増加した状態で他人に接していると、その人に好感を抱くそうです。自律神経はその人の生活と人生に直結した神経といえるかもしれません。

図表14は、環境からのストレス反応、自律神経の障害、そして睡眠障害を含めたさまざまな症状への連鎖とその対応策についてまとめたものです。それらの対応策は、結果的に自律神経に影響のある環境、生活、感情、内臓の状態を改善する方法と自律神経そのものを強くする方法です。睡眠障害につい

図表14　睡眠を含めた自律神経障害への治療、対処

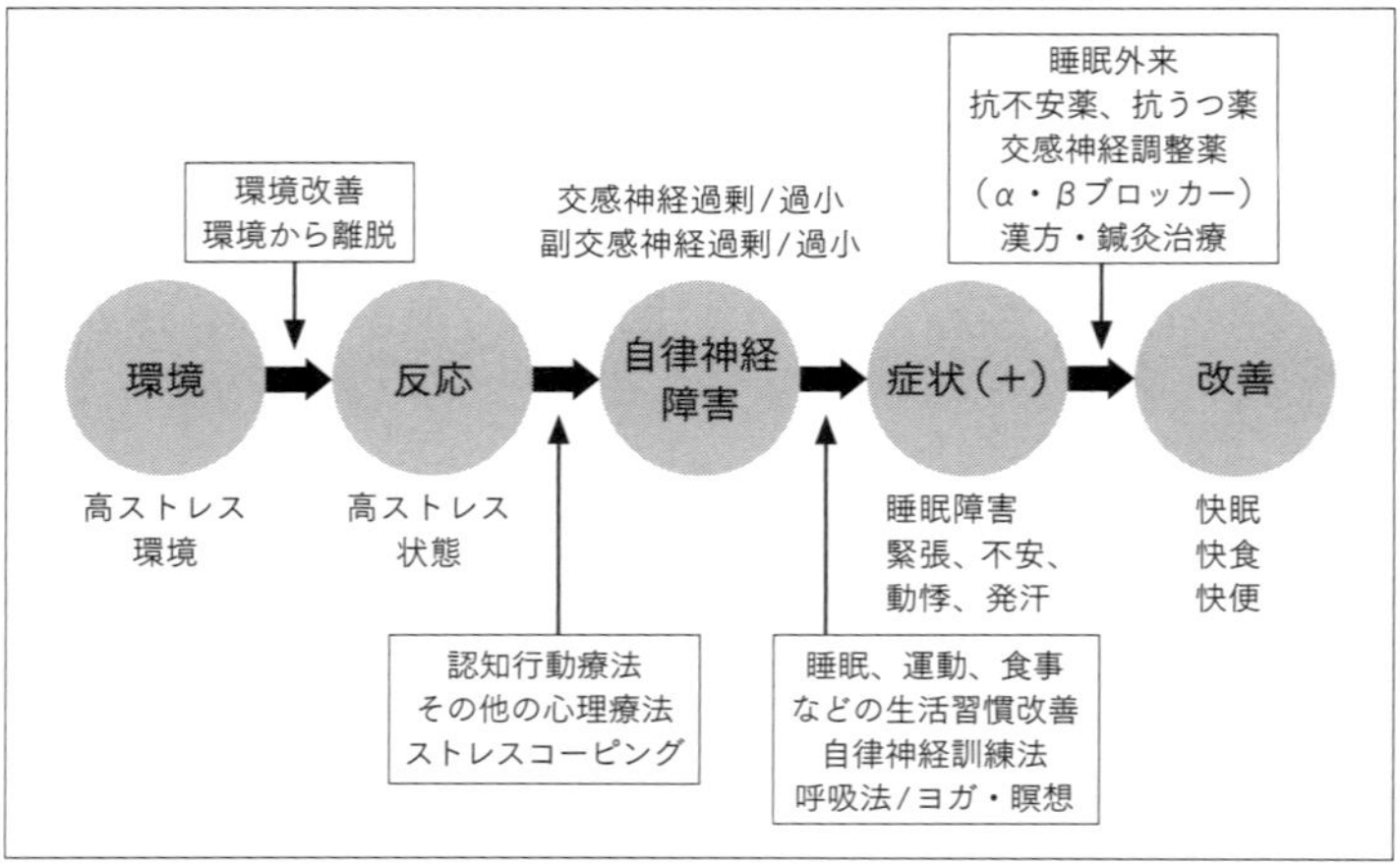

ても、自律神経の特徴を利用することで、さまざまな治療法や対応法が考えられるでしょう。

その中でも食事、運動、入浴などの生活習慣の改善が効果的です。食事であれば、食物繊維の多いもの、酸っぱいもの、辛いもの、発酵食品などが副交感神経を優位にします。眠る前に暖かい牛乳を飲むことも、副交感神経が働いて眠りやすくなる方法の1つです。運動は交感神経を優位にしますが、交感神経を抑えるために副交感神経の活動も強くなるため、寝る1時間前にヨガやストレッチをすることで安眠ができるようになります。ぬるめのお風呂にゆっくり入ると副交感神経が優位

図表15　自律神経へ影響を与える要因

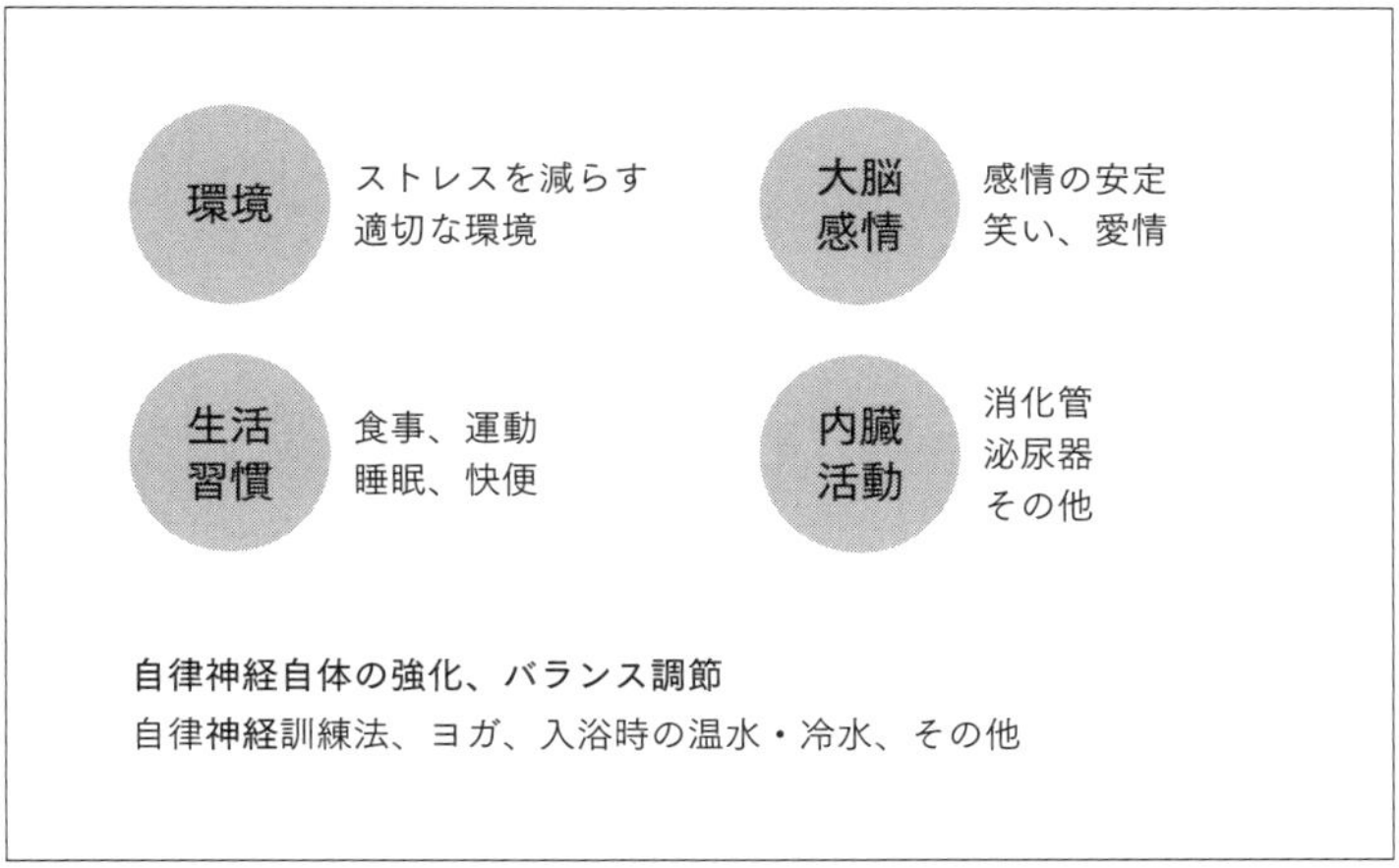

になり、寝付きがよくなります。逆に短時間で熱いシャワーを浴びると、交感神経が優位になって覚醒します。

自律神経は、大脳が発達する以前から存在する24時間の地球リズムに合わせて、日中の活動と夜間の休養やエネルギー蓄積を担っています。しかし、現代の高ストレス社会や人工的な生活環境は、自律神経に大きな影響を与えます。自律神経は内分泌系や免疫系にも大きな影響を与え、動脈硬化をはじめとした生活習慣病のほか、がんや自己免疫疾患などの原因にもなります。そうした症状の1つとして、夜には抑制されるべき交感神経の活動の高まりによって、入眠困難や中途覚醒、早朝覚醒などの睡眠障害が起こるのです。

一方で、睡眠、食事、運動などの生活習慣を整えることで、自律神経も整えることができます。つまり、適切な睡眠のために生活習慣を改善することは、健康の維持向上だけでなく、病気の発症や予防にも大きな力を発揮するといえるのです。

※1　精神神経学雑誌、中枢ノルアドレナリン系の精神医学的意義、pp741-761, 2009.

6 睡眠薬の基礎知識

睡眠薬の利用の実態

日本の疫学調査によると、成人の30％以上が不眠を訴え（入眠困難、中途覚醒、早朝覚醒）、6〜10％が不眠症だといわれています。[※1]

年齢別の睡眠薬の処方率は、40〜44歳で4・6％、45〜49歳で5・2％、50〜54歳で6・3％、65〜69歳で9・4％と、年齢が上がるにつれて高くなっています[※1]（図表16）。不規則勤務である看護師は、睡眠について悩む人も多く、患者に睡眠薬を投与するだけではなく、自分も服用したい、あるいはすでに服用しているという人も多いのではないでしょうか。

ここでは、身近な薬である睡眠薬について解説していきます。

図表16　年齢別睡眠薬の処方割合

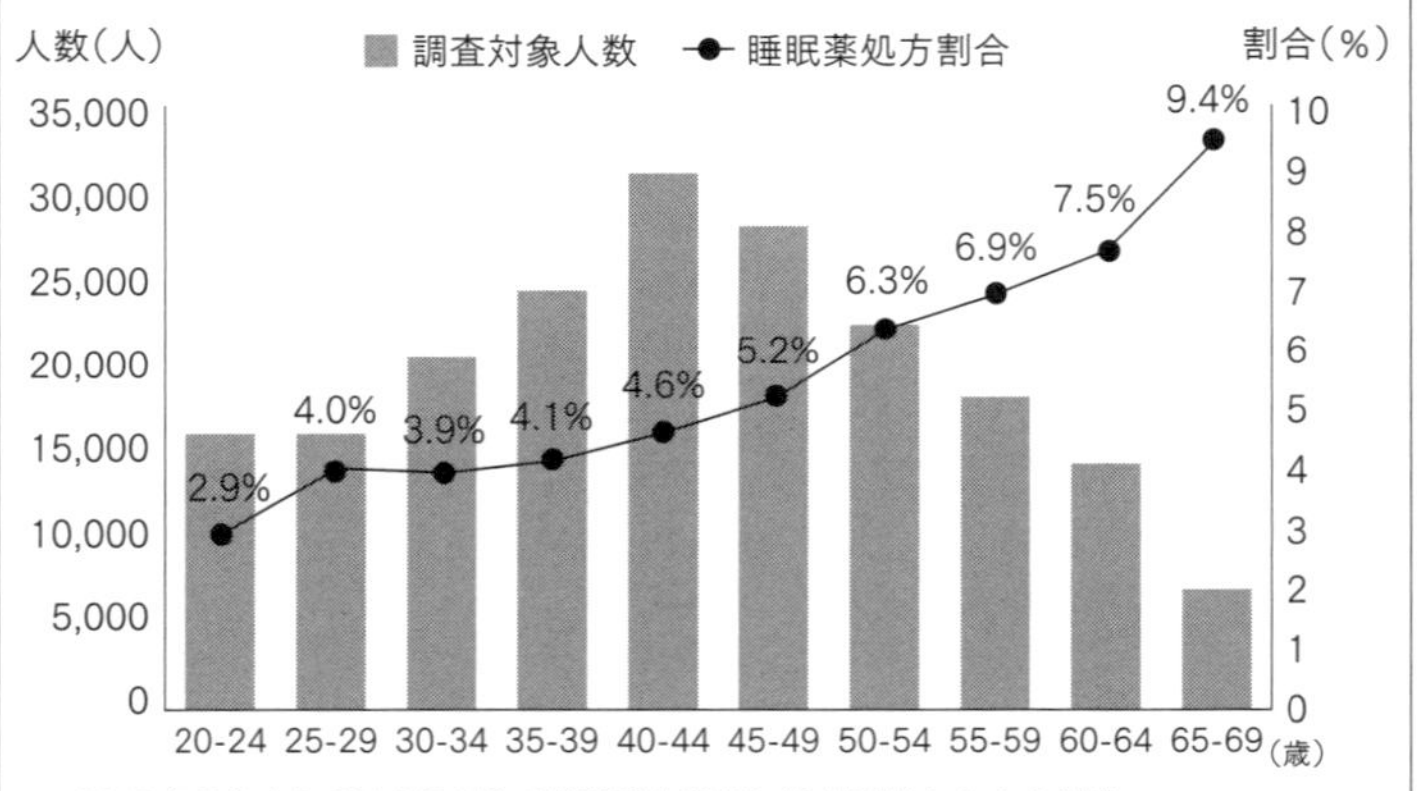

＊2013年7月から2015年3月で睡眠薬を新規に処方開始した方を対象

出所：インテージテクノスフィア プレスリリース、2016年

睡眠薬の歴史

▼バルビツール酸系→ベンゾジアゼピン系→非ベンゾジアゼピン系

　１９０２年に開発された麻酔薬であるバルビツール酸系薬剤が初代の睡眠薬といわれています。麻酔効果を用いて、服用した人の意識をなくすと同時に、筋肉を弛緩させる作用の強いものでした。投与量に応じて反応が出ることから、必要以上に飲むと過剰に筋肉が弛緩してしまい、呼吸が停止してしまいます。そのため、現在はほとんど使用されることはありま

せん。

そして、バルビツール酸系薬剤に類似した作用をもちながら、副作用が比較的軽く、服用量が多少増えても死に至ることがないように開発されたのが、1960年代から出現したGABA受容体に働きかけるベンゾジアゼピン系製剤です。頻繁に処方されるようになった一方で、長期間投与を続けることで依存性が生じ、服用を減らしたり止めようとしたりすると禁断症状が現れます。

現在では、日本睡眠学会が発表した「睡眠薬の適正な使用と休薬のための診療ガイドライン」にも記載されている通り、薬物投与のポイントとして「薬物選択は慎重に行い、非ベンゾジアゼピン製剤から開始する」となっています。

ところが近年、非ベンゾジアゼピン系睡眠薬であるゾルピデムが、転倒事故を頻繁に引き起こすことがわかり、国際的に問題視されています。また、同じくエスゾピクロンは、味覚異常を引き起こす場合があります。こうした影響が内服の妨げにならないようであれば、現時点で非ベンゾジアゼピン系製剤は他剤に比べて副作用が少なく、初めて睡眠薬を服用する人に適した薬だといえます。ただし、非ベンゾジアゼピン系睡眠薬も基本的には脳の興奮を抑える働きをする神経伝達物質に作用するベンゾジアゼピン類似薬です。

図表17　睡眠薬の歴史

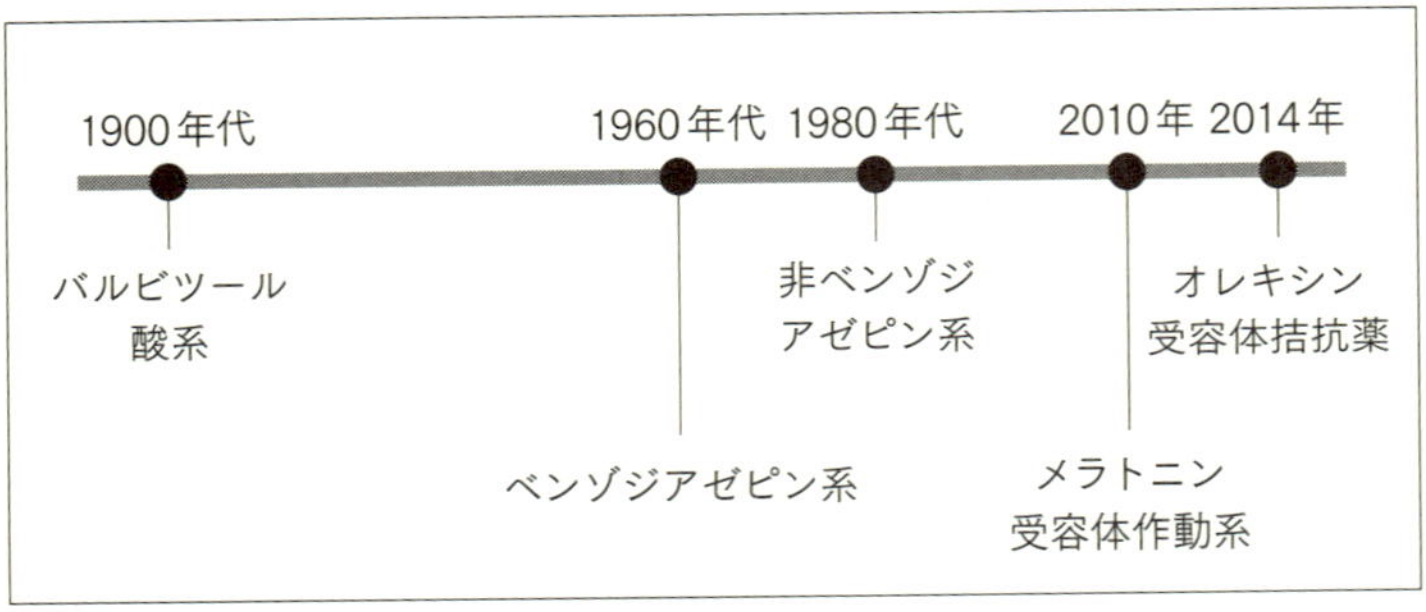

▼次世代の睡眠薬

２０１０年にメラトニンの生成に関わるメラトニン受容体に作用するラメルテオン（商品名：ロゼレム）が開発されました。メラトニンの大切な役割は睡眠の維持や体内リズムの調整であるといわれており、自然な眠りに近い状態をつくり出すため、ゆっくりと効果の現れる薬です。

睡眠を司るのは、夜になると分泌されるホルモンのメラトニンであると長年認識されていましたが、メラトニンとは逆に、日中多く分泌されるホルモンで覚醒を司るオレキシンが１９９８年に発見されました。メラトニンとオレキシンがバランスよく拮抗しながら共存することで、良質な睡眠が保たれることがわかり、２０１４年に選択的デュアルオレキシン受容体拮抗薬であるスボレキサント（商品名：ベルソムラ）が発売されました。覚醒の維持に関わるオレキシンの働きをブロックすることで睡眠を促す薬です。発売されて間もないため、まだガイドラインには記載されていませんが、ラメルテオンとともに自然な眠りを促す薬として広く普及していくことになるでしょう。

睡眠薬の種類と選択方法

▼睡眠薬の種類

現在、処方されている睡眠薬は、①非ベンゾジアゼピン系、②ベンゾジアゼピン系、③メラトニン受容体作動薬、④オレキシン受容体拮抗薬、⑤バルビツール酸系の5種類です（図表18）。しかし前述の通り、⑤バルビツール酸系は深刻な副作用が多く、現在はほとんど処方されていません。

睡眠薬は作用メカニズムから、脳の活動を低下させるものとホルモンを調節するものの2つに分けられます。

①非ベンゾジアゼピン系、②ベンゾジアゼピン系、⑤バルビツール酸系は、脳の神経活動を低下させ眠気をもたらします。一方、③メラトニン受容体作動薬、④オレキシン受容体拮抗薬は、睡眠や覚醒に関わるホルモンを調節することで眠

図表18　各睡眠薬の種類と特徴

種類	特徴
①非ベンゾジアゼピン系	ベンゾジアゼピン系で起こる可能性のある副作用（筋弛緩作用）を減らした薬。
②ベンゾジアゼピン系	安全性があり、ある程度の効果もあるためバランスがよい。
③メラトニン受容体作動薬	眠気に関係するメラトニンというホルモンの作用を利用した薬。自然な眠気を誘導するため、睡眠作用は比較的弱いが、大きな副作用もない。
④オレキシン受容体拮抗薬	脳の覚醒状態の維持に関係しているオレキシンというホルモンを阻害することで眠気を誘導する。薬への耐性や依存性、日中の眠気の影響が少なく安全性も高い。
⑤バルビツール酸系	麻酔薬として使われることもあり、強い催眠作用を持つ。副作用が強いため、現在は不眠症の改善に使われることはほとんどない。

気をもたらします。

さらに、①非ベンゾジアゼピン系、②ベンゾジアゼピン系、③メラトニン受容体作動薬は、作用時間によって4つのタイプに分かれます（図表19）。

▼睡眠薬の選択法

これらの睡眠薬を不眠症のタイプに応じて使い分けていきます。

不眠のタイプは以下の4つに分けられます。

- ・入眠障害：30分以上経っても寝付けない。
- ・中途覚醒：途中で目覚め、そこから寝付けない。
- ・早朝覚醒：自分が設定した予定より

図表19　睡眠薬の作用時間タイプと特徴

タイプ	特徴	タイプ	特徴
超短時間型	・半減期2～4時間 ・入眠障害に有効 ・「持ち越し効果」が起こることはほとんどない	中間型	・半減期12～24時間 ・中途覚醒、早朝覚醒に有効 ・「持ち越し効果」を生じることがある
短時間型	・半減期6～10時間 ・入眠障害、中途覚醒に有効 ・「持ち越し効果」があまり生じない	長時間型	・半減期24時間以上 ・中途覚醒、早朝覚醒に有効 ・薬の作用が1日中ずっと持続する
オレキシン受容体拮抗薬	・オレキシン（覚醒に影響する脳内物質）の働きをブロックする ・覚醒から睡眠への切り替えを助ける ・入眠障害や中途覚醒に用いられる	メラトニン受容体作動薬	・体内時計に影響するメラトニンの働きを助ける ・昼夜逆転等に用いられる

出所：日本睡眠学会、睡眠薬の適正な使用と休薬のための診療ガイドラインより改編

何時間も早く目覚めてしまう。
・熟眠感欠如：しっかり睡眠を取った自覚がない。

それぞれのタイプに応じて、睡眠薬を選択すると以下のように使い分けることができます。

・入眠障害：超短時間型～短時間型
・中途覚醒：短時間型～長時間型・ベルソムラ
・早朝覚醒：中間型～長時間型・ベルソムラ
・熟眠障害：ロゼレム、ベルソムラ
・睡眠覚醒リズム障害：ロゼレム

図表21に示されているように、治療の第一歩は不眠の原因や睡眠の問題点を解決するために、適切な睡眠の知識

図表20　不眠治療に用いられる主な睡眠薬

分類	一般名	商品名	作用時間 作用方法	半減期 （時間）	用量 （mg）
①非ベンゾジアゼピン系	ゾルピデム	マイスリー	超短時間作用型	2	5～10
	ゾピクロン	アモバン		4	7.5～10
	エスゾピクロン	ルネスタ		5～6	1～3
②ベンゾジアゼピン系	トリアゾラム	ハルシオン		2～4	0.125～0.5
	エチゾラム	デパス	短時間作用型	6	1～3
	ブロチゾラム	レンドルミン		7	0.25～0.5
	リルマザホン	リスミー		10	1～2
	ロルメタゼパム	エバミール ロラメット		10	1～2
	ニメタゼパム	エリミン	中間作用型	21	3～5
	フルニトラゼパム	サイレース		24	0.5～2
	エスタゾラム	ユーロジン		24	1～4
	ニトラゼパム	ベンザリン ネルボン		28	5～10
	クアゼパム	ドラール		36	15～30
	フルラゼパム	ダルメート	長時間作用型	65	10～30
	ハロキサゾラム	ソメリン		85	5～10
③メラトニン受容体作動薬	ラメルテオン	ロゼレム	メラトニン受容体を刺激	1	8
④オレキシン受容体拮抗薬	スボレキサント	ベルソムラ	オレキシン受容体を刺激、オレキシンをブロック	10	20

出所：日本睡眠学会、睡眠薬の適正な使用と休薬のための診療ガイドライン

図表21　睡眠薬の適正な使用と休薬のための診療ガイドライン

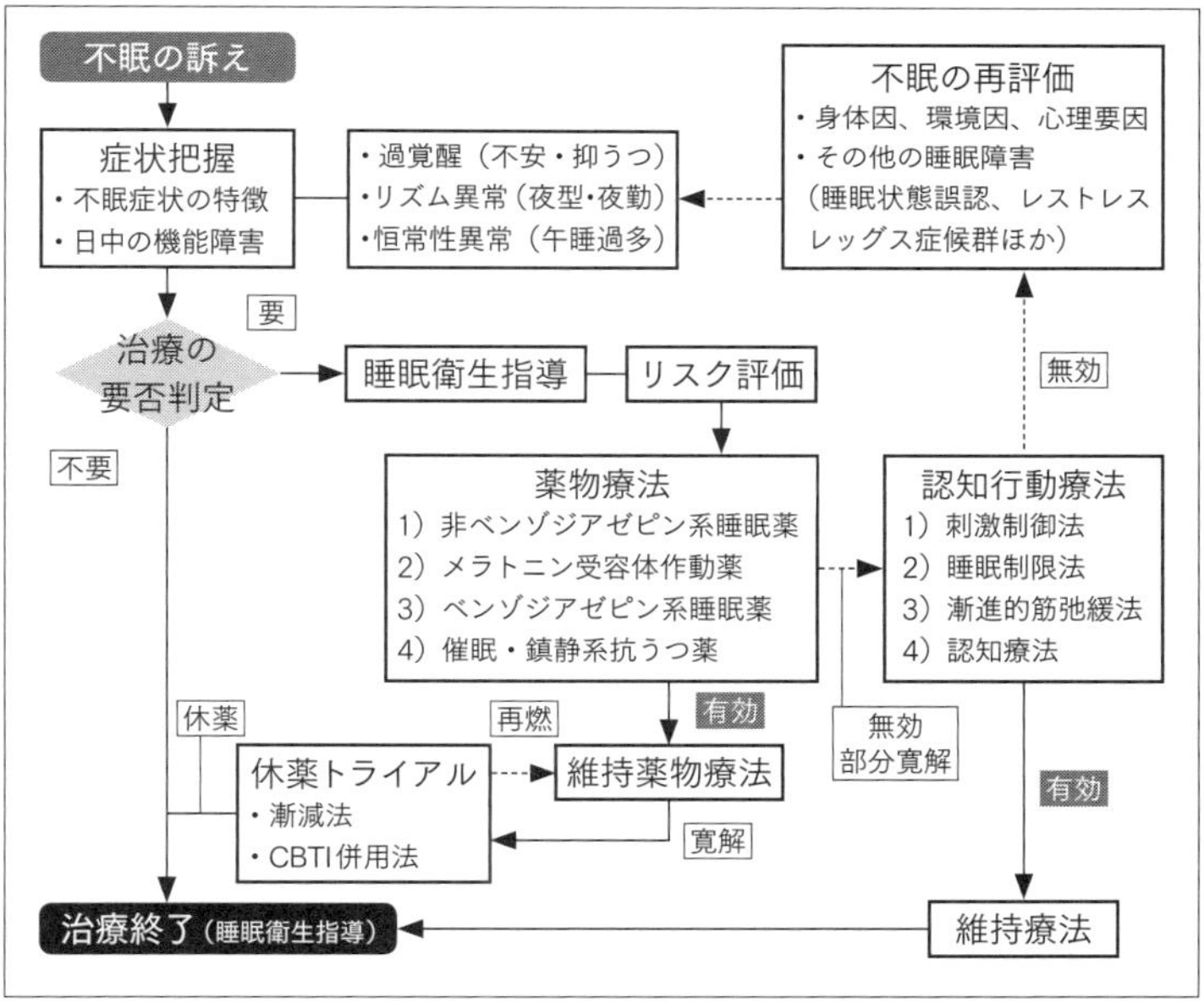

出所：日本睡眠学会、2013年

を提供する睡眠衛生指導であるとされています。その中でも重要なポイントは、私たちが本来もっている「眠るためのメカニズム」を引き出すために、生活習慣の改善を行うことです。それだけでは効果がない場合、睡眠薬を併用します。もし、どうしても薬に頼りたい場合は、非ベンゾジアゼピン製剤から開始するのがオススメです。

※1　土井由利子：日本における睡眠障害の頻度と健康影響、保健医学科学、Vol61.No1-10.2012.

※2　2016年3月23日、インテージテクノスフィア　プレスリリース、「ビックデータ解析により、知られざる睡眠薬の処方実態が明らかに～うつ病・更年期障害との関係は？～」

おわりに

「睡眠は重要だ」と認識したのは、初めて不規則勤務を経験した病院を辞めた後でした。働いている時に気づけばよかったのですが、当時は、日勤・準夜勤・深夜勤の繰り返しをこなすのに必死で、自分の睡眠を改善したいと思う余力はありませんでした。

退職し、睡眠について勉強するようになると、自分の睡眠が変わり、頭がスッキリする日が増えました。日々、患者さんと接し、神経を使う看護師だからこそ、睡眠は大切なのだと実感したのです。

人は、毎日当たり前のように、寝て、起きて、活動をして、また眠るというサイクルを繰り返しています。その当たり前の日常の中にも、イライラしやすい、泣きたくなる、食欲がないなど、「何かおかしいのだけれど、原因がわからない」という状態になることがあります。もしかしたら、それは睡眠の質が悪いことに起因しているのかもしれません。

日々の睡眠を見直すことは、今よりもっと楽に、気持ちよく、はつらつとした毎日を過ごすことにつながります。それは患者さんへの看護業務にも活かされると思います。

看護師こそ、自分自身のケアを大切にしてほしいと思います。看護師は、人の健康のために働いているけれど、自分自身のケアを考える機会は意外と少ないかもしれません。本書のアドバイスのすべてを実践するのは難しいかもしれませんが、健康な生活を送るためのポイントとして頭に入れておき、気づいた時に実践するだけでも、睡眠の質は確実に変わります。睡眠の質が変わると、活力がわいてくることを実感できます。ぜひ、楽しんで実践してみてください。

末筆ながら、本書が、看護師の皆さまの睡眠と看護業務を充実させる一助になれば幸いです。

ベスリクリニック 保健師　長田 梨那

参考文献

- 『誰でもできる！「睡眠の法則」超活用法』、菅原洋平著、自由国民社、２０１３年
- 『スタンフォード式最高の睡眠』、西野精治著、サンマーク出版、２０１７年

クリニック紹介

医療法人ベスリ会 ベスリクリニック

ベスリクリニックは、ストレス過多の時代に備えメンタルケアの新常識を知ることで、精神疾患を予防するだけでなく、仕事のパフォーマンスを発揮するメンタル（心の持ちよう）づくりをサポートするクリニックです。

「ベスリ（BESLI）」という名前の由来は、「Better Sleep（BES）Better Life（LI）」です。

生活や思考に無理が生じると、身体や精神に不調が起きます。眠れない、熟睡感がないなどの睡眠障害は、仕事や生活の質を悪化させる前に現れる、大切なサインです。ベスリクリニックは、単に病気を治すのでなく、このような小さなサインを見逃さず、よりよい人生を送り直す機会となるような医療を提供していきます。

また、投薬に頼らないさまざまな治療を取り入れており、睡眠外来では、その方の睡眠状態に合わせて、具体的かつ実行しやすい行動変容につながる支援を行います。

診療科：心療内科、内科、神経内科、精神科
住　所：〒101-0045
東京都千代田区神田鍛冶町3-2
神田サンミビル8階
電　話：03-5295-7555
U R L：http://besli.jp

代表著者略歴

田中 智恵子

(たなか・ちえこ)

〔監修／１章、２章執筆〕

ベスリクリニック マネージングディレクター、
保健師、看護師、心理相談員

大学卒業後、クリティカルシンキングを学び、医療現場のコンサルタントとして従事する。経営改善、組織改善をコンサルティングする中で、人的資源の重要性を実感。モノの考え方はコンサルタントの経験、健康の考え方は保健師の経験を活かし、経営と健康を融合させて働く人のパフォーマンス向上を支援している。主な著書に、『デキる看護師の思考法』『今すぐできる！問題解決型思考を身につける基本スキル』（いずれも日本医療企画）など。
東京大学大学院医学系研究科卒、元大阪市立大学経営学研究科特任准教授。

長田 梨那

(ながた・りな)

〔３章、４章執筆〕

ベスリクリニック 保健師、看護師、助産師

埼玉県立大学卒業後、総合病院の産婦人科で助産師として勤務。３交代の不規則勤務により、睡眠をはじめとする心身の不調を経験し、同院退職後、ベスリクリニックに参画。自身の不調の経験を生かし、メンタル疾患の患者に睡眠外来やカウンセリングを実施。また、産業保健師として、企業担当者と共に健康経営の企画、推進を支援。

著者略歴

蓮見 紋加

(はすみ・あやか)

〔4 章執筆〕

ベスリクリニック 臨床心理士

ベスリクリニックで、睡眠を心理的アプローチから支援し、投薬に頼らないケアを実践する。

田中 遥

(たなか・はるか)

〔5 章医学監修〕

ベスリクリニック 副院長、産業医

東京慈恵会医科大学医学部卒業後、民間病院勤務を経て、ベスリクリニックに副院長として参画。心の病を単に病名で診るのではなく、身体所見、自律神経、主訴などから、全人的な診察をモットーに治療に携わる。患者が病を機に回復し、今後どのように生きるかを共に考える医療を目指している。

田中 伸明

(たなか・のぶあき)

〔5 章執筆〕

ベスリクリニック 院長

ビジネス領域で活動した医師の社会的責務として、日本を支えるビジネスパーソンのメンタル障害を、投薬に頼らず解決するためにベスリクリニックを開設。

田中 奏多

(たなか・かなた)

〔5 章執筆〕

ベスリクリニック Chief Operating Officer、医師

医師、調理師、MBA などの知見を活かし、働く人を支えるために、薬に依存しない医療サービスを創造し導入を支援する。

本文デザイン・DTP　株式会社サンビジネス
イラスト　坂木 浩子
装　　丁　櫻井ミチ

看護師のしごととくらしを豊かにする⑦

看護師のための睡眠実践法

不規則勤務に負けない心と身体のセルフケア

2018年11月25日　第1版第1刷発行

著　者　田中 智恵子　長田 梨那　ほか
発行者　林　諄
発行所　株式会社日本医療企画
〒101-0033　東京都千代田区神田岩本町4-14
神田平成ビル
TEL03-3256-2861（代）
FAX03-3256-2865
http://www.jmp.co.jp
印刷所　大日本印刷株式会社

ISBN978-4-86439-722-3 C3030